« Des recettes simples et des actifs naturels
très concentrés, pour plus d'efficacité !
L'équipe MyCosmetik espère vous faire partager
sa passion des cosmétiques maison. »

Réaliser un masque ... 45
Tonifier ... 46
Appliquer un sérum ... 46
Hydrater ... 47

PRÉCAUTIONS ET CONSEILS ... **48**

52/ ACTIFS NATURELS

HUILES ESSENTIELLES ... **53**
Bois de rose ... 54
Carotte ... 56
Ciste ladanifère ... 58
Citron ... 60
Géranium Bourbon ... 62
Lavande vraie ... 64
Menthe poivrée ... 66
Palmarosa ... 68
Petit grain ... 70
Romarin à cinéole ... 72
Tea tree ... 74
Ylang-Ylang ... 76

HUILES ET BEURRES VÉGÉTAUX ... **78**
Huile de noyau d'abricot ... 79
Huile d'avocat ... 80
Huile d'amande douce ... 81
Huile d'argan ... 82
Huile de brocolis ... 83
Beurre de cacao ... 84
Macérât de carotte ... 85
Huile de carthame ... 86
Huile de chanvre ... 87
Huile de coco ... 88
Huile de jojoba ... 89
Beurre de karité ... 90
Huile de macadamia ... 91
Huile de noisette ... 92
Huile d'onagre ... 93
Huile de ricin ... 94
Huile de rose musquée ... 95

HYDROLATS ... **96**
Rose ... 97
Lavande ... 98
Fleur d'oranger ... 99

Bleuet 100
Menthe poivrée 101
Sauge 102

ARGILES ET POUDRES 103
Argile rouge 104
Argile verte 105
Argile jaune 106
Argile blanche 107
Rhassoul 108
Bicarbonate de soude 109
Poudre de coques de noix 110
Poudre de noyaux d'olive 111
Poudre de pépins de fraise 112

ACTIFS 113
Acide citrique 114
Acide hyaluronique 115
Acide de fruits (AHA) 116
Jus d'Aloe vera 117
Cétiol 118
Co enzyme Q10 119
Disper 120
Cristaux de menthol 121
Phytokératine 122
Protéines de riz 123
Glycérine 124
Urée 125
Sel d'Espom 126

ÉMULSIFIANTS ET TEXTURES 127
Cire d'abeille 128
Olivem 1000 129
Cutina 130
Gomme xanthane 131
BTMS végétal 132

BASES LAVANTES ET SAVONS 133
Base lavante neutre 134
Base moussante végétale 135
Base consistante 136
Sodium coco sulfate 137
Melt and Pour 138

CONSERVATEURS 139
Vitamine E 140
Isocide 141

142/ NOS RECETTES COSMÉTIQUES

VISAGE **143**
Crème de jour 144
Crème de nuit 147
Masque à l'argile 150
Gommage 153
Lait démaquillant 156
Démaquillant biphasé yeux 159
Lotion tonique 162
Baume lèvre 165
Sérum 168
Contour des yeux 171

CORPS **173**
Beurre corporel 174
Crème nourrissante 177
Crème hydratante 180
Lait 183
Gommage 186

CHEVEUX **189**
Shampoing liquide 190
Shampoing crème 193
Shampoing solide 196
Shampoing sec 199
Masque avant shampoing 202
Baume après shampoing 205
Soin sans rinçage 208

PIEDS, MAINS ET ONGLES **211**
Crème pieds 212
Gommage pieds 215
Crème mains 218
Huile pour les cuticules 221

HYGIÈNE **223**
Nettoyant visage à rincer 224
Gel douche 227
Savon 230
Dentifrice 233
Déodorant 235
Liquide vaisselle 237

PLAISIR **239**
Bombes de bain 240
Brume pour le corps 243
Exfoliant pour les lèvres 246
Huile de massage ou de beauté 249

POIDS ET MESURES **252**
BIBLIOGRAPHIE **254**

PRÉFACE

Bienvenue dans le monde passionnant de la cosmétique maison !

Ce livre est organisé en trois grandes parties :

Nous aborderons tout d'abord les principes généraux de la cosmétique maison, pour vous permettre de comprendre comment il est possible de réaliser facilement une émulsion (crème, lait), un gel, un gommage, un masque, un shampoing, etc. Cette partie abordera également la question des textures et des routines de beauté afin de vous aider à déterminer lesquelles sont les plus adaptées à votre type de peau. Vous ne confondrez plus un beurre avec un baume, une crème nourrissante et une crème hydratante, une peau sèche et une peau déshydratée… En maîtrisant mieux ces concepts, vous pourrez plus facilement sélectionner les soins les plus efficaces qui correspondent le mieux aux besoins de votre peau et de vos cheveux, et les préparer facilement.

La deuxième partie de cet ouvrage détaille les ingrédients, c'est-à-dire les principaux actifs naturels de base, utiles et faciles à mettre en œuvre, avec lesquels vous pourrez réaliser la plupart de vos cosmétiques maison. Pour chaque ingrédient, vous retrouverez ses propriétés principales, les concentrations efficaces, les modes d'utilisation, les précautions d'usage et le type de peau auquel il est le plus adapté.

La troisième partie de ce livre est consacrée aux « recettes cosmétiques ». Nous détaillerons chaque étape vous permettant de réaliser facilement tous les cosmétiques maison adaptés à vos besoins et à votre type de peau. Pour chacune de nos recettes, nous proposons une formule idéale ainsi que la liste des ingrédients les plus efficaces (actifs, huiles essentielles, huiles végétales, etc.) à utiliser en fonction des besoins de votre peau. Nous indiquerons systématiquement les ingrédients, leur quantité, le mode opératoire, la façon d'utiliser la recette ainsi que les précautions à prendre.

Écrit par un pharmacien, nous avons souhaité ce livre facile à lire, pratique et complet, proposant des recettes efficaces et rigoureuses d'un point de vue scientifique. L'utilisation de pictogrammes dans nos recettes et fiches d'ingrédients devrait vous offrir une lecture facile, légère et intuitive.

Plus d'actifs naturels pour plus d'efficacité !

L'Équipe My Cosmetik
Morgane, Pharmacien

LES GRANDS PRINCIPES

DE LA COSMÉTIQUE MAISON

POUR BIEN COMMENCER...

POURQUOI RÉALISER SES COSMÉTIQUES MAISON ?

De nombreuses raisons peuvent vous orienter vers la cosmétique naturelle et les cosmétiques maison...

- **Parce que c'est naturel :** les ingrédients sont le plus souvent certifiés bio ou d'origine naturelle. Pas d'arômes de synthèse, d'additifs ou de colorants chimiques.

- **Parce que c'est simple et efficace :** les recettes les plus simples sont parfois les plus efficaces ! Pas de composants superflus ni d'ingrédients qui font paraître vos cheveux plus lisses ou votre peau plus belle artificiellement (comme les silicones, par exemple). Chaque ingrédient est utile, efficace et dosé de manière optimale.

- **Moins d'eau et plus d'ingrédients actifs :** pour plus d'efficacité, nous ne préconisons principalement que des ingrédients actifs dont les propriétés et vertus apportent des bienfaits à votre peau ou vos cheveux.

- **Pour maîtriser ce que vous utilisez :** en cosmétique maison, vous réalisez vous-même votre recette sur la base d'ingrédients dont vous connaissez la provenance. Il n'y aura rien de plus ou de moins que ce que vous y aurez ajouté. Vous connaîtrez parfaitement la composition et la provenance de ce que vous appliquerez sur votre peau.

- **Pour plus de flexibilité :** pour un même besoin, il existe souvent plusieurs ingrédients adaptés à votre peau. Cet ouvrage vous expliquera comment les choisir et les utiliser au mieux dans vos cosmétiques.

- **Parce que c'est agréable et valorisant :** en famille ou entre amis, c'est l'occasion de se réunir, de partager et d'en faire profiter son entourage.

NOTRE CONCEPT

MyCosmetik prône le retour à l'essentiel et privilégie le fait maison. Naturel, efficace, sans compromis ni artifice, notre objectif est de mieux maîtriser ce que l'on consomme.

Notre démarche se veut transparente et responsable, en utilisant uniquement des ingrédients actifs et de la meilleure qualité possible.

Des actifs plus concentrés = plus d'efficacité !

Nous nous engageons à ne proposer que des recettes très efficaces et riches en principes actifs (huiles essentielles, extraits naturels, etc.). Pas d'ingrédients inertes ! Nous remplaçons, par exemple, les huiles minérales sans propriétés par des huiles végétales actives et riches en acides gras essentiels, oméga-3, 6 ou 9, antioxydants et vitamines… Pas (ou peu) d'eau, principal composant des cosmétiques traditionnels, mais des hydrolats et des eaux florales qui apportent leurs bienfaits et leurs richesses à la peau.

Vous allez comprendre ce que vous utilisez et, nous l'espérons, voir la différence !

RÈGLES D'HYGIÈNE À RESPECTER

Du fait de leur présence naturelle dans l'air ambiant, la contamination microbienne de vos cosmétiques durant la phase de préparation est quasiment inévitable (voir paragraphe sur la conservation des cosmétiques maison). Cependant, afin de la minimiser, certaines règles d'hygiène de base doivent être respectées :

- Nettoyez consciencieusement la surface de votre plan de travail avant de commencer vos préparations cosmétiques. Vous pouvez utiliser de l'alcool dénaturé (alcool pharmaceutique) en y ajoutant éventuellement quelques gouttes de tea tree pour renforcer l'effet antiseptique. Vous pouvez également utiliser du vinaigre blanc.

- Nettoyez vos flacons et ustensiles à l'eau chaude et au savon puis séchez-les avec un linge propre. Désinfectez-les ensuite à l'alcool pharmaceutique et laissez-les sécher à l'air libre. L'alcool séchant plus vite que l'eau, vos pots et flacons seront secs le temps de préparer votre recette. Il est également possible d'utiliser du vinaigre blanc, mais le temps de séchage sera plus long.
Vous pouvez également désinfecter vos ustensiles et flacons en les faisant bouillir dans de l'eau chaude pendant 15 minutes (uniquement pour les flacons résistant à la chaleur). Séchez-les ensuite avec un linge propre.

- Avant la préparation, lavez-vous soigneusement les mains et séchez-les avec un linge propre.

- De manière générale, il est conseillé, lors de l'utilisation d'une crème en pot, de se laver les mains avant de prélever de la crème avec le doigt afin d'éviter de contaminer la préparation de manière trop importante.

- Utilisez si besoin une charlotte, et attachez vos cheveux.

- Un masque et des gants sont parfois nécessaires mais servent le plus souvent à vous protéger de produits potentiellement irritants. Ils ne sont pas fréquemment utilisés pour protéger votre préparation de la contamination.

MATÉRIEL NÉCESSAIRE

Voici tout le matériel dont vous pourrez avoir besoin pour réaliser l'ensemble des recettes proposées dans ce livre :

- **un ou deux petits récipients/bols en verre ou Pyrex** (le métal est déconseillé dans le cas d'utilisation d'argile) pouvant chauffer au bain-marie ;
- **une ou deux casseroles et une plaque chauffante** (pour la réalisation de bains-marie) ;
- **de quoi doser vos ingrédients :** une ou deux cuillères doseuses pour les petites quantités de poudre, une pipette (ou une seringue de 5 ou 10 ml) pour les petites quantités de liquide. Une balance digitale de précision peut également être utile pour les poudres ou les quantités plus importantes de liquide (mais cela reste optionnel et simplement pour plus de confort) ;
- **un fouet ou une fourchette,** voire un mini-batteur électrique (adeptes de simplicité et de facilité, la fourchette reste notre outil de prédilection) ;
- **un entonnoir** pour transvaser si besoin vos préparations (il est généralement possible d'utiliser une seringue voire une cuillère) ;
- **un mortier ou un moulin à café** pour réduire et moudre les poudres et principes actifs secs (uniquement pour certaines recettes très spécifiques) ;
- **une maryse ou un racloir** pour ne rien perdre de vos précieuses préparations ;
- **un thermomètre** ;
- **des flacons,** pots, moules à savon ou à bombe de bain, sticks pour baume à lèvres ;
- **des étiquettes :** il est très important de bien étiqueter vos produits avec la date de fabrication et les ingrédients qui composent votre préparation. Cela permet d'utiliser ses cosmétiques en toute sécurité et de se souvenir de la composition lors d'une prochaine préparation ;
- **éventuellement des lunettes de protection,** charlotte, masque et gants si nécessaire.

UNITÉS DE MESURE, CONVERSION ET DENSITÉS

- 1 ml = 30 gouttes d'huiles essentielles (environ).
- 1 cuillère à café = 5 ml.
- 1 cuillère à soupe = 15 ml.

- L'eau pure a une densité = 1 : 1 ml d'eau pure pèsera donc 1 gramme.

- Tout liquide aqueux (à base d'eau) a généralement une densité ≥ 1.
- Tout liquide huileux a souvent une densité ≤ 1. On peut généralement l'approximer à 0.9 pour les huiles essentielles et les huiles végétales : 1 ml pèsera donc 0.9 gramme.

PRINCIPES GÉNÉRAUX

LES ÉMULSIONS

Le concept des émulsions est probablement le plus important en cosmétique car il concerne toutes les préparations dès lors qu'une phase aqueuse et une phase huileuse sont mélangées durablement (c'est-à-dire que le mélange reste stable dans le temps et ne se déphase pas).
Les émulsions les plus courantes sont :

- les laits (légers et fluides) pour le visage ou le corps ;
- les crèmes hydratantes (légères et onctueuses) pour le visage, le corps, les mains ou les pieds ;
- les crèmes nourrissantes (riches et de texture plus épaisse) pour le visage, le corps, les mains ou les pieds ;
- les baumes (texture très riche, voire grasse) pour le corps ou le visage.

Les produits de maquillage comme les mascaras, fonds de teint ou ombres à paupières en crème sont également des émulsions. Certains après-shampoings ou soins sans rinçage rentrent aussi dans cette catégorie.

Comment fonctionne une émulsion ?

Toutes les émulsions, laits, crèmes et baumes fonctionnent sur le même principe. Ce sont des préparations composées d'une phase aqueuse (eau, hydrolat, jus d'aloe vera, etc.) et d'une phase huileuse (huile végétale, beurre, macérât, etc.). Pour permettre à ces deux phases de se mélanger (et surtout de rester stable sans qu'elles ne se dissocient), on y ajoute un tensioactif également appelé communément émulsifiant.
Pour schématiser, l'émulsifiant joue le rôle d'un lien qui va « accrocher » les molécules aqueuses d'un côté (côté hydrophile) et les molécules huileuses de l'autre côté (côté lipophile), permettant ainsi qu'elles ne se séparent plus une fois mélangées.

Si vous souhaitez comprendre plus en détail le fonctionnement des émulsions, le paragraphe suivant est un peu plus technique et devrait vous apporter quelques réponses. Rassurez-vous, nos recettes tiennent déjà compte de tous ces concepts, et vous n'avez pas besoin de retenir toutes ces informations pour la réalisation correcte de nos préparations.

Un tensioactif est ce que l'on appelle un composé amphotère, c'est-à-dire qu'il est composé d'une partie lipophile, ou « hydrophobe » (qui a de bonnes affinités avec la phase huileuse), et d'une partie hydrophile (qui a de bonnes affinités avec la phase aqueuse), comme schématisé ci-dessous.

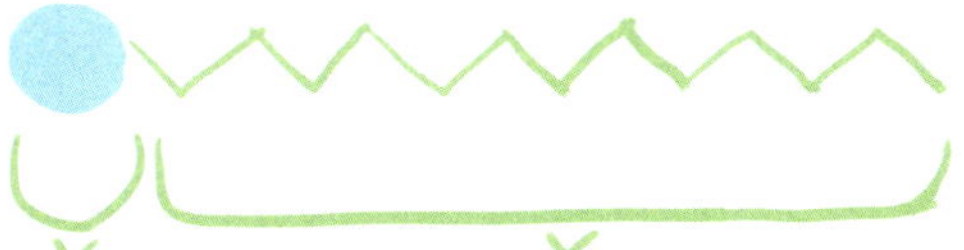

Sans tensioactif, si vous essayez de mélanger deux phases (eau et huile, par exemple) qui ne se mélangent pas, elles vont se mélanger de manière très transitoire (temporaire) sous forme de petites gouttelettes d'huile dans l'eau ou de gouttelettes d'eau dans l'huile. Puis, progressivement, les deux phases vont se re-séparer.

Si l'on utilise un tensioactif dans les bonnes conditions, celui-ci va se positionner et se fixer autour des micro-gouttelettes pour leur permettre de rester en suspension de manière très stable. Il est alors possible avec ces trois composants (phase aqueuse, phase huileuse et tensioactif) d'obtenir deux types d'émulsions :

- **des émulsions dites « eau dans huile » :** des gouttelettes d'eau sont alors dispersées dans l'huile. Cette émulsion sera normalement plus nourrissante et plus riche (idéale, par exemple, pour des crèmes de nuit très nourrissantes) ;
- **des émulsions dites « huile dans eau » :** des gouttelettes d'huile sont dispersées dans l'eau. Elle sera normalement plus hydratante et plus légère (idéale, par exemple, pour des crèmes de jour fines et légères).

Le type d'émulsion (eau dans huile ou huile dans eau) est un des facteurs qui pourra influencer la texture et la destination de votre préparation.

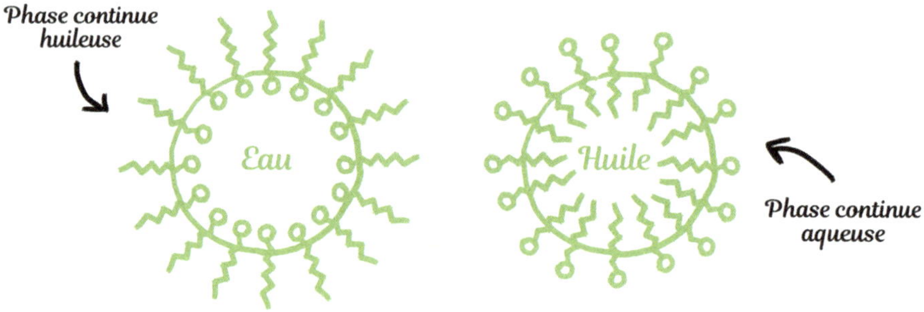

ÉMULSION EAU DANS HUILE

ÉMULSION HUILE DANS EAU

Comment savoir si vous allez réaliser une émulsion « huile dans eau » ou « eau dans huile » ?

Plusieurs facteurs interviennent :

- **Le type d'émulsifiant utilisé :** les tensioactifs émulsifiants sont caractérisés par ce que l'on appelle une valeur de HLB (*Hydrophilic/Lipophilic Balance*, « balance hydrophile/lipophile »). Ceux qui ont un HLB < 10 seront plutôt lipophiles et favoriseront les émulsions eau dans huile. Ceux qui ont un HLB > 10 seront plutôt hydrophiles et favoriseront les émulsions huile dans eau.

- **La quantité de la phase aqueuse par rapport à la phase huileuse :** la phase en plus grande quantité aura tendance à être la phase dite continue, et la phase en plus petite quantité aura tendance à être la phase dispersée (= gouttelettes). Pour faire simple : plus il y aura d'eau (ou d'hydrolat, jus d'aloe vera, etc.), plus ce sera l'huile qui formera des gouttelettes au sein de l'eau. Il est donc important de retenir que même si vous utilisez un émulsifiant eau dans huile, si vous mélangez plus de 75 % de phase aqueuse comparée à 25 % de phase huileuse, l'eau sera en grande majorité, et un phénomène dit « d'inversion de phase » va se produire. Votre émulsion qui devait être eau dans huile deviendra huile dans eau.

POUR EN SAVOIR PLUS :

Les tensioactifs peuvent posséder des fonctions différentes qui dépendent de leur structure chimique et de ce que l'on appelle leur balance hydrophile/lipophile ou HLB (voir paragraphe précédent) :

- De manière générale, un tensioactif est un émulsifiant : c'est-à-dire qu'il permet de mélanger de manière stable deux phases normalement non miscibles comme l'huile et l'eau.

- Les tensioactifs peuvent également présenter des propriétés moussantes et/ou lavantes (détergentes).

- Ils peuvent également agir comme conditionneur capillaire pour rendre les cheveux plus lisses et plus souples.

Pour être tout à fait correct, le terme tensioactif (molécule composée d'une partie hydrophile et d'une partie lipophile) n'est pas exactement égal au terme émulsifiant (qui « émulsifie et stabilise » une émulsion). En effet, certains tensioactifs ne sont pas utilisés comme émulsifiants, et certains émulsifiants (comme les protéines ou les polyosides) ne sont pas des tensioactifs.

Émulsions, peau et pH

Le pH d'une préparation est une indication qui permet de mesurer son degré d'acidité ou de basicité. L'échelle de mesure du pH s'échelonne de 0 (très acide) à 14 (très basique). Le pH 7 est considéré comme « neutre ». Un pH > 7 sera considéré comme basique (ou alcalin), et un pH < 7 sera considéré comme acide.

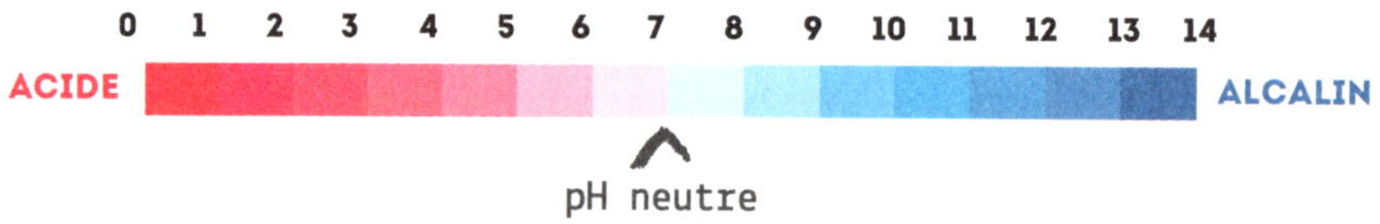

Notre peau est recouverte d'un film hydrolipidique dont le pH est généralement compris entre 5,5 et 6, c'est-à-dire légèrement acide. Ce film hydrolipidique est très important car il protège la peau des agressions extérieures (pollution, vent, UV, froid, etc.). S'il est altéré, le pH de la peau se modifie, et un déséquilibre apparaît.
Notre peau ne tolère que de très faibles variations de pH, il est donc très important de lui appliquer des produits cosmétiques ayant un pH adapté. Vos cosmétiques doivent idéalement avoir un pH compris entre 5 et 7,5 (de manière large), c'est-à-dire entre légèrement acide et neutre, afin de respecter la peau.
Pour que le pH de vos préparations cosmétiques soit optimal (entre 5 et 7), il est parfois très utile de rajouter un ingrédient qui va « basifier » la préparation (= augmenter son pH) : il s'agit du bicarbonate de soude. En effet, pour conserver de manière optimale certains ingrédients (comme les hydrolats, par exemple), un composant acide y est parfois ajouté afin de diminuer la prolifération microbienne et assurer la non-contamination de vos cosmétiques. Sans bicarbonate de soude, une préparation qui contiendrait une quantité importante d'hydrolat n'aurait alors pas forcément un pH idéal.

NOTE
Il est important de vérifier sur les étiquettes des hydrolats que vous utiliserez s'ils contiennent des conservateurs acidifiants (acide citrique ou acide déhydroacétique) ou s'ils n'en contiennent pas. S'ils en contiennent (ce qui est la très grande majorité des cas), les recettes de ce livre sont applicables telles quelles afin que le pH de votre préparation soit idéal pour votre peau. Si vos hydrolats ne sont pas conservés, l'ajout de bicarbonate de soude n'est généralement plus nécessaire pour arriver à un pH optimal.

Mon émulsion (crème, lait) ne prend pas ! Pourquoi ?

Avez-vous bien suivi nos recettes ? Nos recettes sont étudiées afin d'obtenir des émulsions faciles à réaliser tout en ayant une très bonne stabilité. Les deux facteurs les plus importants permettant d'obtenir une émulsion parfaite sont le temps de chauffe et le pH de votre préparation. En effet, la cutina, qui est l'émulsifiant que nous préconisons, fonctionne de manière optimale en milieu « faiblement acide, neutre ou légèrement basique » (à partir d'un pH de 6,5). Si votre préparation est trop acide, non seulement elle ne sera pas optimale pour votre peau, mais la cutina ne fonctionnera pas de manière idéale, et votre préparation risque de se déphaser. Il est donc très important de bien doser la bonne quantité de bicarbonate de soude, sans quoi l'émulsion risque tout simplement de ne pas prendre.
Le second facteur le plus important est la température de chauffe de l'émulsion. L'idéal est d'arriver à une température d'environ 65-70 °C pour chacune des phases afin que l'émulsion puisse prendre.

Pas d'inquiétude !!! Cela peut vous sembler un peu compliqué à ce stade mais il n'en est rien... suivez bien nos recettes, nous y indiquons de manière très simple et précise les temps de chauffe à respecter afin d'obtenir la bonne température sans que vous ayez besoin d'utiliser un thermomètre. L'utilisation d'un thermomètre reste bien évidemment une option possible.

En conclusion, si la bonne température est atteinte et que le pH est correct (6 à 7,5), votre émulsion devrait être parfaite.

NOTE SUR LA TEXTURE

Vous pouvez, à votre convenance, ajouter un peu plus de cutina pour obtenir une émulsion plus épaisse et plus dense, ou un peu moins pour obtenir une texture plus fluide et plus fine.

Crème nourrissante ou crème hydratante ? Pour qui et quelle différence ?

Comme nous l'avons vu précédemment, une émulsion est composée de deux phases :

- **la phase huileuse.** Elle nourrit, apporte de la souplesse et de l'élasticité à la peau. C'est une phase primordiale pour les peaux sèches. Avoir la peau sèche n'est pas un état ponctuel, c'est un type de peau qui est généralement permanent. Votre peau manque de lipides, elle se desquame, des irritations apparaissent. La peau n'est pas douce au toucher, et un effet peau de crocodile peut être visible. Si tel est votre type de peau, alors vous avez besoin d'une crème ou d'un baume nourrissant. Le baume sera encore plus riche et « gras » que la crème ;

- **la phase aqueuse.** Elle hydrate en apportant de l'eau aux cellules de la peau. Elle est capitale pour les peaux déshydratées. La déshydratation est un problème temporaire qui peut toucher tous les types de peaux (de la plus sèche à la plus grasse). La peau picote, tiraille et est inconfortable. Ce problème est souvent dû aux agressions climatiques (vent, froid, UV). Si votre peau est déshydratée, vous avez alors besoin d'une crème ou d'un lait hydratant. Le lait sera plus fluide que la crème et plus léger à l'application.

De manière générale, une crème nourrissante présentera une phase huileuse plus importante qu'une crème hydratante (qui, elle, sera plus concentrée en phase aqueuse). Nous vous proposerons dans la troisième partie de ce livre à la fois des recettes de crèmes nourrissantes et de crèmes hydratantes.

LES GRANDS PRINCIPES DE FABRICATION DES GELS

Très simples à réaliser, ces préparations ne sont constituées que d'une seule phase aqueuse. Il n'y a ni émulsifiant ni phase huileuse. Parmi les plus classiques nous retrouvons :

- les lotions et toniques ;
- les gels corps ou visage ;
- les brumes pour le visage et le corps.

Comment fabrique-t-on un gel ?

À la différence des émulsions, constituées de deux phases mélangées durablement à l'aide d'un émulsifiant, un gel n'est constitué que d'une seule phase aqueuse à laquelle est ajouté un ingrédient permettant d'obtenir la texture fine et agréable d'un gel. Les gommes telles que la gomme xanthane ou la gomme de guar sont des « texturisants » typiques des phases aqueuses permettant de réaliser des gels doux et fluides. Ces ingrédients sont généralement conçus pour être dispersés, à froid et en fine pluie, dans votre solution aqueuse afin éviter la formation de grumeaux. Ils se solubilisent ensuite dans l'eau sous l'effet de l'agitation. Il est normal que quelques grumeaux se forment au début de votre préparation : pas d'inquiétude, ils devraient disparaître au fur et à mesure que la gomme absorbe l'eau, permettant ainsi l'épaississement du gel. Pour information, la dissolution des grumeaux peut être longue et prendre plus de 30 minutes, il vous suffit d'attendre patiemment et de remuer votre préparation de temps en temps. Attention, c'est la dissolution et l'absorption de la gomme qui va « texturiser » votre gel : ne rajoutez pas trop rapidement de la gomme xanthane ou de la gomme de guar avant que tous les grumeaux ne se soient dissouts au risque d'épaissir votre gel de manière trop importante.

Les gels contre la déshydratation cutanée !

Très peu nourrissants, les gels sont en revanche d'excellents hydratants cutanés. Déconseillés pour les peaux sèches qu'ils ne vont pas soulager durablement, ils sont en revanche très efficaces et conseillés pour les peaux déshydratées, ainsi que pour les peaux mixtes à grasses dont ils vont resserrer les pores et réguler la séborrhée.

ATTENTION

Ne confondez pas peau sèche et peau déshydratée !!! Une peau sèche a besoin d'être nourrie avec une préparation riche en phase huileuse, une peau déshydratée a besoin d'être hydratée avec une préparation riche en phase aqueuse. Notre chapitre consacré aux différents types de peaux devrait vous permettre de déterminer quel est votre besoin.

LES GRANDS PRINCIPES DE FABRICATION DES BEURRES

Les beurres ne sont constitués que d'une seule phase huileuse : aucun émulsifiant ni phase aqueuse. Dans cette famille, nous retrouvons généralement les cosmétiques suivants :

- les beurres pour le corps ;
- les sticks à lèvres.

Comment fabrique-t-on un beurre ?

Au même titre que les gels qui ne sont constitués que de phases aqueuses, les beurres ne sont généralement constitués que de phases huileuses, auxquelles sera ajouté un « texturisant » pour phase huileuse tel que la cire d'abeille ou la cire de soja. Ces cires solides (ou épaisses) sont chauffées au bain-marie jusqu'à ce qu'elles deviennent liquides, puis mélangées aux huiles végétales. Après refroidissement, l'ensemble huiles végétales + cire formera un beurre plus ou moins dense et solide. Plus la quantité de cire sera importante, plus le beurre sera dur et solide. Moins il y aura de cire, plus votre beurre fondra facilement au contact de la peau.

Astuce : pour faciliter la solidification des beurres, vous pouvez les placer au réfrigérateur pendant quelques minutes. Ce procédé facilitera le durcissement. À l'inverse, si le beurre s'est solidifié trop rapidement, par exemple avant de l'avoir transvasé dans son pot, il est toujours possible de le réchauffer doucement au bain-marie pour fluidifier sa consistance.

Pour quel type de peau ?

Très nourrissants, les beurres conviennent à merveille aux peaux sèches et très sèches, qu'ils adouciront et assoupliront en profondeur. Ils sont généralement déconseillés sur le visage, quel que soit le type de peau, afin d'éviter un « effet gras » disgracieux.

POUR EN SAVOIR PLUS : il est intéressant de différencier les cires émulsifiantes (olivem 1000, cutina, BTMS) des cires simples et texturisantes (cire d'abeille, cire de soja, oliperle). Les premières sont des tensioactifs et permettent en plus de mélanger deux phases qui ne se mélangent normalement pas : l'huile et l'eau. Les cires simples, à l'inverse, ont pour fonction d'épaissir une phase huileuse afin de la rendre plus riche, voire solide comme un beurre, mais elles ne permettent en aucun cas de mélanger une phase huileuse avec une phase aqueuse.

LES PRÉPARATIONS À BASE D'ARGILES

Ces préparations sont généralement réalisées à partir d'argiles, mélangés à une phase aqueuse afin de former une « pâte d'argile ». Parmi les plus connues, nous pouvons citer :

- de nombreux masques pour le corps ou le visage ;
- certains masques exfoliants ;
- des gommages pour le corps.

Comment faire et pour quel type de peau ?

Rien de plus simple que de réaliser une pâte d'argile : il suffit de mélanger une phase aqueuse (hydrolat, jus d'aloe vera ou eau) à de l'argile pour obtenir un masque des plus efficaces qui pourra être adapté pour les peaux normales, mixtes ou grasses. Pour les peaux sèches et les peaux qui tiraillent, de l'huile végétale peut également être rajoutée afin d'adoucir la peau et de bénéficier du « confort » et des bienfaits qu'elle procure (il faut généralement compter 15 ml de phase huileuse pour 100 ml de phase aqueuse). Pour une action gommante, un exfoliant (poudre de noyaux d'olives, etc.) peut être ajouté.

Voici quelques conseils pour réaliser vos préparations à base d'argiles :

- **Pour les peaux sensibles :** masque d'argile avec huile végétale et sans exfoliant, à utiliser une fois tous les 15 jours.
- **Pour les peaux sèches :** masque d'argile avec huile végétale, avec ou sans exfoliant doux, à utiliser 1 à 2 fois tous les 15 jours.
- **Pour les peaux normales :** masque d'argile avec ou sans huile végétale, avec ou sans exfoliant, à utiliser une fois par semaine. Attention, si vous ajoutez un exfoliant, l'huile végétale est alors conseillée pour ce type de peau.
- **Pour les peaux mixtes à grasses :** masque d'argile avec huile végétale non grasse (jojoba ou noisette), avec agent exfoliant, à utiliser 1 à 2 fois par semaine.
- **Pour les peaux grasses et acnéiques :** masque d'argile sans huile végétale et avec un agent exfoliant, à utiliser 1 à 2 fois par semaine.

LES GOMMAGES ET PRINCIPES DE L'EXFOLIATION

Les gommages sont constitués d'un exfoliant (sucre, sel, poudre de végétaux, etc.) qui, mélangé à une préparation, va apporter une action mécanique permettant d'exfolier la peau (notamment dans le but d'éliminer les cellules mortes et de favoriser leur renouvellement). Parmi les plus populaires, nous pouvons citer les suivants :

- gommages au sucre pour le visage et le corps ;
- gommages au sel pour le corps ou les pieds ;
- gommages à base de fibres végétales, de poudres de coques, de noyaux ou de pépins.

Il existe deux catégories d'exfoliants :

- les exfoliants insolubles dans l'eau (poudres de noyaux d'olives, de coques de noix ou de pépins de fraises, etc.). Ils peuvent être ajoutés à toute base de préparation : émulsions (laits, crèmes, baumes...), beurres, gels, pâtes d'argiles, gels douche... pour un effet gommant au rythme de vos envies ;

- les exfoliants solubles dans l'eau (sel et sucre). Ils servent de base à la préparation dans laquelle il est possible d'ajouter des huiles végétales et huiles essentielles.

Taille des grains, composition de l'exfoliant et type de peau

Tous les gommages ne possèdent pas le même pouvoir gommant, et le type d'exfoliant doit impérativement être choisi en fonction de votre type de peau. Voici nos recommandations et mises en garde :

- Plus les grains de l'exfoliant sont gros, plus l'effet abrasif sera important.
- Le sel, du fait de sa composition, sera conseillé pour le corps plutôt que pour le visage (à éviter autour des yeux et sur les peaux sensibles).
- Les exfoliants qui ne se dissolvent pas dans l'eau (poudre de noyaux d'olives ou de coques de noix) ont souvent un pouvoir gommant plus important. Ils peuvent s'utiliser seuls (dans une crème ou une pâte d'argile) ou en complément dans un gommage au sucre ou au sel.
- Plus le pourcentage d'exfoliant par rapport à la phase huileuse est important, plus l'effet gommant sera actif.

Pour faciliter votre choix, nous avons classé les différents types d'exfoliants du plus abrasif au plus doux :

+ DOUX

SUCRE GLACE

- soluble dans l'eau ;
- gommage le plus doux, convient parfaitement pour le visage des peaux sensibles.

SUCRE FIN CLASSIQUE

- soluble dans l'eau ;
- visage et corps.

SUCRE BRUN OU CASSONADE

- soluble dans l'eau ;
- effet bonne mine assuré ;
- visage et corps.

POUDRE DE PÉPINS DE FRAISES

- insoluble dans l'eau ;
- pouvoir exfoliant 5/10 ;
- visage et corps.

SEL (NaCl OU SEL DE CUISINE)

- soluble dans l'eau ;
- convient pour le corps du fait de sa composition (à éviter autour des yeux !).

POUDRE DE NOYAUX D'OLIVES

- insoluble dans l'eau ;
- pouvoir exfoliant 7/10 ;
- convient pour le corps et pour le visage en cas de peau grasse.

SUCRE ROUX À GROS GRAINS

- soluble dans l'eau ;
- convient pour le corps .

POUDRE DE COQUES DE NOIX

- insoluble dans l'eau ;
- pouvoir exfoliant 9/10 ;
- convient pour le corps.

+ ABRASIF

LES GRANDS PRINCIPES DE RÉALISATION DES SAVONS ET SHAMPOINGS SOLIDES

Comment fabrique-t-on un pain de savon ?

Le savon est le produit d'une réaction chimique appelée saponification. Cette réaction intervient lorsque l'on met en présence un corps gras (huile, beurre végétal ou animal) avec une base forte telle que la soude (NaOH) ou la potasse (KOH).
Faire ses savons soi-même du début à la fin est certes la solution la moins onéreuse et permet une multitude de choix quant aux huiles et beurres utilisés, mais attention, cette fabrication n'est pas sans danger du fait de l'utilisation de soude et reste réservée à un public expérimenté.

Nous n'aborderons pas dans ce livre les différentes techniques de saponification et préconisons l'utilisation d'une base de savon déjà prête, neutre et naturelle : le *melt and pour*.
Il s'agit d'une base déjà saponifiée qu'il vous suffit de faire fondre (entre 45 et 55 °C) et à laquelle vous pouvez ajouter, à votre guise, actifs cosmétiques, exfoliants, huiles essentielles, micas, pigments, arômes et même une huile végétale ou un beurre pour encore plus de douceur afin de réaliser des savons surgras. Ces bases possèdent plusieurs avantages :

- elles permettent la réalisation de savons naturels et maison sans devoir manipuler de la soude caustique ;
- elles fondent et se solidifient rapidement ;
- elles sont faciles à couler dans les moules ;
- les savons sont lisses et homogènes ;
- ils sont directement utilisables dès qu'ils sont durs (quelques heures après préparation) ;
- ils moussent bien et sont doux pour la peau ;
- ils sont compatibles avec les huiles essentielles, fragrances naturelles et extraits aromatiques.

Les shampoings solides à base de sodium coco sulfate

Le sodium coco sulfate est un tensioactif. Ce tensioactif possède deux particularités : il est solide et possède un très bon pouvoir moussant et nettoyant. Il permet de fabriquer

des shampoings solides agréables à utiliser et lavant de manière très efficace. C'est un ingrédient simple à manipuler, qu'il suffit de chauffer puis de mélanger avec une phase aqueuse et des huiles végétales pour obtenir un shampoing solide.
Vous pouvez également apporter d'autres propriétés à vos shampoings solides en y ajoutant des argiles, des actifs cosmétiques ou des huiles essentielles. Le sodium coco sulfate est une base simple d'utilisation, économique et écologique.

LES GRANDS PRINCIPES POUR LA RÉALISATION DE GELS DOUCHE ET DE SHAMPOINGS LIQUIDES

Très faciles à réaliser, ces préparations sont généralement constituées d'un simple mélange d'une base lavante neutre et d'une base moussante neutre auxquelles sont ajoutés des actifs capillaires (la phytokératine et la protéine de riz sont parmi les plus reconnues), des huiles essentielles (à choisir en fonction du besoin et des effets recherchés), des huiles végétales pour leurs vertus adoucissantes et nourrissantes pour les fibres capillaires. Il est également possible d'ajouter des fragrances pour parfumer vos réalisations maison. Les préparations les plus courantes sont :

- les gels douche pour le corps ;
- les nettoyants visage à rincer ;
- les shampoings liquides traitants ou aromatiques.

Pourquoi utiliser des bases lavantes et moussantes ?

Les gels douche que nous allons étudier et réaliser font partie de la famille des savons liquides. Tout comme pour les savons solides, vous avez le choix entre réaliser vous-même une « saponification » (mélange d'huiles végétales et de soude, méthode longue et non dénuée de risque) ou utiliser une base lavante neutre déjà saponifiée. Cette base neutre « déjà prête » possède de nombreux avantages : simplicité d'utilisation, douceur pour la peau (neutre et naturelle, elle ne contient ni colorants, ni paraffines, ni phénoxyéthanols, ni parfums chimiques), propriétés lavantes efficaces. Elle est entièrement « personnalisable », et il est possible d'y ajouter des actifs, des huiles essentielles, des colorants naturels, des argiles ou des arômes.

Les bases lavantes neutres possèdent généralement un faible pouvoir moussant. L'ajout d'une base dite « moussante » permet de générer une mousse fine plus importante dont l'action mécanique participera au nettoyage. Les bases moussantes sont des tensioactifs doux pour la peau et adaptés aux peaux sensibles. Elles sont généralement issues de deux composants naturels : le glucose (sucre) et les alcools gras provenant de l'huile de coco.

Pour les shampoings liquides, le principe est sensiblement le même. La base moussante est ajoutée, cette fois, à une base de texture plus épaisse : la base consistante. C'est également un tensioactif doux qui apporte de l'épaisseur et de la texture à vos shampoings.

Douces, neutres et naturelles, ces bases simplifient la réalisation de vos recettes.

LES PRINCIPES DE RÉALISATION DES BOMBES DE BAIN

Les bombes de bain sont constituées principalement d'ingrédients solides qui, au contact de l'eau, vont dévoiler leurs propriétés effervescentes.

Pourquoi et comment les bombes de bain pétillent-elles ?

Si la chimie vous intéresse, ce paragraphe est fait pour vous !
Arrêtons-nous sur cette galénique assez exceptionnelle. Les bombes de bain sont principalement composées d'acide citrique (un acide naturel présent notamment dans le citron) et de bicarbonate de soude. Le bicarbonate de soude est un sel de sodium, également appelé hydrogénocarbonate de sodium ($NaHCO_3$). Ces deux ingrédients sont des poudres qui, lorsqu'elles sont combinées en présence d'eau, vont réagir et libérer un gaz (le dioxyde de carbone), permettant ainsi de donner aux boules de bain leur effet « pétillant » et effervescent tant recherché. En effet, en présence d'eau, l'acide citrique va libérer un ion hydrogène qui va alors réagir avec le bicarbonate de soude pour former du dioxyde de carbone (CO_2) et de l'eau (H_2O). Le gaz, en s'échappant de l'eau, va produire cet effet effervescent. Le même type de procédé est par ailleurs utilisé en pharmacie pour réaliser les comprimés effervescents.

Tout l'art de la fabrication des bombes de bain est là : compacter l'acide citrique et le bicarbonate de soude (ainsi que les autres ingrédients : actifs, huiles essentielles, huiles végétales, etc.) avec la bonne quantité d'eau. Pas trop d'eau pour ne pas déclencher la réaction chimique lors de la fabrication. Pas trop peu, sinon vous n'arriverez pas à modeler une belle boule, et la poudre ne se compactera pas. Ceci empêchera qu'une quantité d'eau trop importante arrive en une fois et que la réaction effervescente s'amorce.

POUR EN SAVOIR PLUS :

Certaines bombes de bain moussent énormément. Pour cela, il faut leur ajouter un puissant agent moussant comme le sodium lauryl sulfate. Cet ingrédient non naturel et largement critiqué ne sera pas utilisé ici. Nos bombes de bain pétilleront au contact de l'eau et libéreront des huiles et des actifs vous apportant leurs propriétés et leurs bienfaits, mais elles ne mousseront pas comme pourrait le faire un bain moussant.

LES PRINCIPES DE BASE DES DÉMAQUILLANTS BIPHASÉS

Ces préparations sont constituées, comme les émulsions, d'une phase huileuse et d'une phase aqueuse. Mais, dans le cas présent, ces deux phases ne se mélangent pas et aucun émulsifiant n'est nécessaire.

Qu'est-ce qu'une solution biphasée ?

La solution biphasée est le moyen le plus simple de réunir dans la même préparation une phase huileuse et une phase aqueuse sans devoir ajouter d'émulsifiant. Les solutions biphasées ont l'avantage de combiner les bienfaits nourrissants des huiles végétales et les propriétés hydratantes des phases aqueuses, tout en offrant une tolérance cutanée maximale tant leur composition est simplissime (elles sont de ce fait parfaitement adaptées pour démaquiller les yeux).

La réalisation des solutions biphasées est enfantine : il suffit d'ajouter tous les ingrédients dans le flacon… puis de secouer avant emploi. Les deux phases se mélangent alors de façon temporaire sous l'effet de l'agitation, puis se re-séparent progressivement. Théoriquement, toutes les proportions d'huile et de phase aqueuse sont possibles dans un biphasé. Attention cependant si vous comptez l'utiliser comme démaquillant oculaire : ne dépassez pas 1/3 de phase huileuse pour 2/3 de phase aqueuse (une proportion plus importante de phase huileuse apporterait un effet très gras et risquerait d'accentuer les poches sous les yeux).

Seul bémol de ce type de formulation ne contenant pas d'émulsifiant, elles auront toujours une forme galénique liquide.

CONSERVATION DES COSMÉTIQUES MAISON

Lorsque l'on parle de la conservation des cosmétiques maison, il faut bien distinguer la conservation de la phase huileuse et celle de la phase aqueuse. En effet, les phases aqueuses sont sujettes à la contamination par des micro-organismes (bactéries, levures, champignons), tandis que les phases huileuses peuvent subir un phénomène d'oxydation et de rancissement.

CONSERVATION DES PHASES AQUEUSES

Par phase aqueuse, nous entendons tous les ingrédients contenant une proportion importante d'eau (hydrolats, eaux florales, glycérine, jus d'aloe vera et... bien évidemment l'eau).

Des micro-organismes (bactéries, champignons, germes, etc.) présents naturellement dans l'air ambiant (ou sur votre matériel de fabrication) peuvent pénétrer par inadvertance dans la phase aqueuse de vos préparations dans le but de s'y développer. Ce processus est inévitable et normal car il est totalement impossible d'empêcher toute contamination microbienne lors de la préparation ou de l'utilisation d'un produit (ce constat est valable pour tous les cosmétiques dès lors, par exemple, que vous prélevez de la crème avec le bout des doigts).

Afin d'assurer une conservation parfaite permettant l'utilisation durant une période raisonnable de vos cosmétiques maison (entre 1 et 6 mois en fonction du produit), il est indispensable d'ajouter à la phase aqueuse un « conservateur » antimicrobien. Nous préconisons l'isocide (benzyl alcohol, « alcool benzylique » ; dehydroacetic acid, « acide déhydroacétique ») qui a l'avantage d'être « éco-certifiable » et compatible avec les mentions bio ou l'extrait de pépin de pamplemousse également appelé EPP (100 % naturel).

Il est bien évidemment important de respecter certaines règles d'hygiène simples pour éviter de contaminer vos recettes de manière trop importante durant leur préparation (voir notre paragraphe sur règles d'hygiène à respecter). Plus la contamination microbienne sera faible lors de la préparation, plus vos cosmétiques se conserveront longtemps.

CONSERVATION DES PHASES HUILEUSES

Par phase huileuse, nous entendons les huiles végétales, beurres et macérâts huileux.

Pour que des bactéries ou des germes se développent, la présence d'eau est nécessaire. Le développement de ces micro-organismes dans les phases huileuses n'est donc pas possible. Les huiles peuvent cependant subir un phénomène de rancissement lié à « l'oxydation ». L'oxydation est une dégradation chimique fréquemment rencontrée avec les huiles végétales et toutes les phases huileuses. Sous l'effet de l'oxygène de l'air (lors de l'ouverture du flacon par exemple), de la température et/ou de la lumière, la structure des acides gras contenus dans les huiles peut être modifiée et altérée. Il en résulte l'apparition de molécules appelées peroxydes et hydroperoxydes. Celles-ci sont responsables du « rancissement » des huiles (généralement accompagné d'un changement d'odeur, de couleur et de goût) pouvant leur faire perdre certaines de leurs propriétés ou les rendre impropres à la consommation. Le potentiel oxydatif d'une huile, qui traduit sa facilité ou non à s'oxyder, dépend du type d'acide gras qu'elle contient. En fonction de leur composition, certaines huiles s'oxydent donc plus facilement que d'autres.

Afin de conserver vos huiles végétales ainsi que leurs propriétés beaucoup plus longtemps (ou afin de protéger et conserver toute phase huileuse dans une préparation cosmétique), il est indispensable d'y ajouter un antioxydant. La vitamine E est un antioxydant naturel très puissant capable de protéger les huiles et phases huileuses contre l'oxydation et le rancissement.

TRUC ET ASTUCE

Ajoutez dans vos huiles végétales (ou toutes les phases huileuses de vos préparations cosmétiques) une goutte de vitamine E pour 10 ml d'huile (ou de préparation) afin de prévenir l'oxydation et de préserver durablement leurs propriétés. Attention, l'huile ne devra alors plus être utilisée par voie orale, mais uniquement pour un usage cosmétique.

LES PRINCIPAUX POINTS D'ATTENTION POUR UNE BONNE CONSERVATION

Contamination lors de la fabrication : bien respecter les règles d'hygiène lors de la préparation.

Contamination lors de l'utilisation : toujours bien se laver les mains avant que vos doigts n'entrent en contact avec votre crème (par exemple).

Stockage inapproprié du produit fini ou des ingrédients :

- conservez vos ingrédients à l'abri de la lumière (la lumière favorise l'oxydation des huiles) ;
- conservez vos préparations ainsi que vos ingrédients dans un endroit qui ne soit pas surchauffé (la chaleur accélère le développement des micro-organismes et favorise l'oxydation des huiles).

COMMENT DÉTERMINER SI MES COSMÉTIQUES SONT IMPROPRES À L'UTILISATION ?

Afin de vous assurer que vos cosmétiques sont toujours intacts, quelques règles de bon sens sont à observer. Si, après quelques semaines, vous constatez un changement d'odeur, de couleur ou de texture, n'hésitez pas à jeter votre préparation, car cela signifie qu'il y a peut-être un problème de conservation. Un ingrédient ou un cosmétique qui change de couleur, se déphase, s'épaissit trop ou développe une odeur désagréable doit toujours éveiller la plus grande méfiance. Attention également si vous observez des filaments blanchâtres et flottants dans vos hydrolats : un champignon ou une levure a dû s'y développer.

CONSEILS ET TECHNIQUES PERMETTANT UNE BONNE CONSERVATION DES COSMÉTIQUES

Pour diminuer le risque de mauvaise conservation et permettre une utilisation optimale de vos cosmétiques, nous préconisons trois ingrédients : l'isocide ou l'extrait de pépin de pamplemousse (EPP), qui vont permettre la bonne conservation des phases aqueuses en empêchant le développement de micro-organismes, et la vitamine E, dont les puissantes propriétés antioxydantes vont éviter le rancissement prématuré des huiles végétales et des phases huileuses de vos cosmétiques.

Les huiles essentielles présentées dans cet ouvrage sont également pour la plupart de bons antimicrobiens. Par exemple, l'huile essentielle de *tea tree* est communément utilisée comme antiseptique ou désinfectant dans de nombreux produits naturels.

Il est judicieux de ne fabriquer que des quantités de produits pouvant être utilisées dans les trois mois (six mois pour certaines recettes) après leur réalisation. En effet, passé ce délai, le risque de contamination et de rancissement augmente. Le plus sage est donc d'adapter la quantité préparée à votre utilisation !

Nous noterons pour information que les préparations solides (pains de savon, shampoings solides) se contaminent moins que les formes liquides, car elles contiennent moins de phase aqueuse.

Enfin, comme pour les aliments, le froid est un des meilleurs conservateurs. Il est parfois utile pour des préparations particulièrement sensibles ou pour un effet « glaçon » lors de l'application, de stocker vos préparations et/ou vos ingrédients dans votre réfrigérateur (ce sera par exemple le cas si vous utilisez des hydrolats non conservés).

Comment bien identifier son type de peau ?

Afin de bien choisir vos soins cosmétiques et de répondre au mieux aux besoins de votre épiderme, il est primordial de savoir identifier votre type de peau. Cela peut sembler facile ou évident pour certains, mais n'ayez pas de certitudes… qui n'a jamais confondu une peau sèche et une peau déshydratée ? L'une a besoin de soins riches en huiles, et l'autre de soins riches en eau ! Voici, pour vous aider, les caractéristiques des types de peaux les plus répandus, ainsi que quelques astuces pour vous aider à bien identifier la vôtre.

LES DIFFÉRENTS TYPES DE PEAUX

Afin d'utiliser ou de préparer les produits cosmétiques les plus adaptés à vos besoins et produisant les meilleurs résultats possibles, il est important de savoir reconnaître son type de peau. Voici les principales caractéristiques des six types de peaux les plus répandus :

- **Peau sèche :** la peau est très fine, les pores sont presque invisibles, et la production de sébum minimale. La peau sèche manque de douceur et d'élasticité, elle est terne et peut se desquamer par endroits. Un effet peau de crocodile et des irritations peuvent être visibles. Les premières rides y apparaissent plus rapidement, et cette sècheresse s'accentue avec l'âge. La peau sèche a besoin de soins « gras » et d'être nourrie. Contrairement aux idées reçues, elle n'a cependant pas ou peu besoin « d'eau » si elle n'est pas déshydratée.

- **Peau grasse :** la peau brille facilement et rapidement, les pores sont dilatés et ont tendance à s'obstruer puis à former boutons et points noirs. Une peau grasse le devient normalement de moins en moins avec l'âge.

- **Peau mixte :** la peau brille sur le front, les ailes du nez et le menton. Le reste du visage est doux ou plutôt sec, la peau y est fine et les pores sont invisibles. Une peau mixte est typiquement un mélange de peau sèche et de peau grasse en fonction des zones du visage.

- **Peau normale :** la peau ne présente presque aucune brillance, elle est douce et fine. Le teint est naturel, légèrement rosé sur les joues. Il n'y a presque aucun point noir ou irritation.

- **Peau mature :** la peau devient plus sèche, des rides et ridules apparaissent. Le tissu cutané perd de son éclat, et des taches d'hyperpigmentation peuvent apparaître. La peau perd de sa densité et l'ovale du visage s'affaisse progressivement. Le ralentissement du métabolisme cutané commence tôt (25-30 ans), et les crèmes pour « premières rides » sont destinées à cet âge. Il est important d'entretenir sa peau le plus précocement possible pour ralentir le vieillissement cutané.

- **Peau intolérante :** la peau est réactive de manière permanente, elle rougit vite. Une sensation d'inconfort est généralement ressentie : picotements, peau qui tiraille et qui chatouille. La peau ne supporte plus rien et vous le fait sentir.

ÉTATS CUTANÉS PONCTUELS

Il faut bien différentier le « type de peau », qui est une caractéristique de votre peau constante tout au long de la vie, ou en tout cas sur de longues périodes, d'un « état » de la peau, qui est une situation temporaire à moment plus précis. Il existe trois « états » principaux : une peau déshydratée, une peau sensible et une peau acnéique.

- **Peau déshydratée :** la peau picote, tiraille et est inconfortable. Cette peau a besoin d'eau et non de « gras » comme une peau sèche. Cet état est souvent la conséquence d'agressions extérieures : UV, vent, froid, etc.

- **Peau sensible :** la peau est ponctuellement plus sensible aux stimuli extérieurs : le visage et les régions exposées au froid et au soleil sont les plus touchés.

- **Peau acnéique :** ces peaux ont un sébum de « mauvaise qualité ». Il est plus épais et obstrue les pores. Les bactéries se développent dans le film hydrolipidique cutané, et les boutons apparaissent. L'acné peut être favorisée par des éléments extérieurs : stress, nettoyant pour le visage non adapté, ou simplement par les hormones pendant l'adolescence.

Nous pouvons donc avoir une peau intolérante ou mature qui est ponctuellement déshydratée. Une peau grasse ponctuellement sensible ou une peau normale voire sèche ponctuellement acnéique. Il est alors important de savoir bien sélectionner vos ingrédients pour réaliser les cosmétiques qui seront parfaitement adaptés aux besoins de votre peau… et ce livre est fait pour cela !

TRUC ET ASTUCE : LE TEST DU RUBAN ADHÉSIF

Pour différentier une peau sèche, une peau grasse, mixte ou normale, un test simple et fiable existe : le test du papier collant.

- Lavez-vous le visage, séchez-le et n'y appliquez aucun soin.

- Attendez trois heures.

- Collez quatre morceaux d'adhésif : un sur le front, un sur le nez, un sur le menton et un sur une joue au choix.

- Patientez un petit quart d'heure et retirez les rubans adhésifs :

▪ s'il y a des traces de graisse sur tous les rubans, vous avez la peau grasse ;
▪ s'il y en a sur le nez, le menton et le front, mais pas sur la joue, vous avez sans doute la peau mixte ;
▪ si les rubans ne sont pas gras mais contiennent au contraire de petites squames blanches, vous avez certainement la peau sèche ;
▪ si les adhésifs ne contiennent aucun signe particulier, vous avez une peau normale.

Attention, ne réalisez pas ce test si vous pensez avoir la peau particulièrement sensible ou intolérante, la colle risquerait de l'irriter.

Routine beauté

Nettoyer et hydrater chaque jour ! Voici les deux points clés pour conserver une peau saine et éclatante. Chacun peut ensuite aménager et définir le « rituel beauté » qui sera le plus efficace et le plus simple pour entretenir sa peau au quotidien. Avoir une belle peau est également synonyme d'une bonne hygiène de vie, et inversement ! Ce que nous mangeons et la manière dont nous vivons se reflètent sur notre peau.

PEAU ET HYGIÈNE DE VIE

Nous ne le répèterons jamais assez, avoir une belle peau, cela dépend aussi et beaucoup de l'hygiène de vie. De très nombreux facteurs extérieurs influent sur la beauté de notre peau, comme, par exemple, l'alimentation et le stress. Notre peau fait partie des organes que l'on appelle émonctoires, dont la fonction est de drainer notre organisme (au même titre que le foie, les reins, les intestins et les poumons). Tous ces organes sont à ce titre le reflet de notre alimentation et des toxines (tabac, alcool, etc.) que nous ingérons.

CONSEIL N° 1 : ÉVITEZ LE STRESS

Le stress et le moral influent grandement sur la beauté de notre peau. De nombreuses études ont par exemple montré un lien entre stress, anxiété et psoriasis. Il a été également suggéré que le stress favoriserait les poussées de boutons et d'acné. Il est donc primordial, pour avoir une belle peau, de se « sentir bien dans sa peau ».

CONSEIL N° 2 : MANGEZ SAINEMENT ET BUVEZ BEAUCOUP D'EAU

- Une alimentation riche en acides gras essentiels est particulièrement appréciée par la peau car elle permet d'entretenir le film hydrolipidique cutané et d'éviter que la peau ne se dessèche.

- S'hydrater (six verres d'eau par jour au moins) est également capital pour avoir une peau repulpée et éclatante. Préférez l'eau ou le thé vert (riche en antioxydants) au café et boissons sucrées et/ou caféinées. L'hydratation de la peau doit venir de l'intérieur, mais aussi de l'extérieur comme nous le verrons plus loin.

- Mangez des antioxydants ! Ils sont primordiaux pour une belle peau et une bonne santé : vitamines A, C et E, sélénium, zinc, polyphénols, etc. Où se trouvent ces antioxydants ? Pensez en couleur ! En effet, les aliments colorés sont souvent riches en antioxydants : kiwis, oranges, poivrons, choux, carottes, potirons, courges, pamplemousses, épinards, tomates, abricots, etc. Ils diminuent et retardent le vieillissement cutané. Pour information, ils sont encore plus importants pour les fumeurs qui manquent cruellement d'antioxydants (le tabagisme favorisant l'oxydation des cellules).

- Diminuez l'alcool et évitez le tabac : ils favorisent le vieillissement cutané, accentuent les rides et ridules, et dessèchent la peau.

CONSEIL N° 3 : FAITES DU SPORT OU AU MOINS UN EXERCICE QUOTIDIEN

Le sport, en favorisant une bonne circulation sanguine et une oxygénation de nos organes, aide à éliminer les toxines. La peau draine hors de notre organisme de nombreuses toxines et polluants. De ce fait, c'est un des organes qui sera le plus touché par l'accumulation de ces substances nocives. De manière générale, tout ce qui favorise l'élimination des toxines vous aidera à conserver une belle peau !!

CONSEIL N° 4 : NE VOUS EXPOSEZ PAS AU SOLEIL SANS PROTECTION

Vous le savez probablement déjà, le soleil accentue le vieillissement cutané, favorise l'apparition des rides, ridules et taches pigmentaires. Voici quelques conseils et astuces pour bronzer sans brûler et prendre soin de sa peau :

- Attention aux heures chaudes : entre 12 heures et 16 heures, pas d'exposition prolongée.
- La protection solaire doit être répétée régulièrement (toutes les deux heures idéalement, sinon au moins trois fois par jour).
- Évitez de « sécher » au soleil. Je m'explique : vous mettez de la crème solaire, vous vous baignez, la crème s'en va (totalement ou partiellement), puis vous sortez de l'eau et attendez, tout à fait logiquement, d'être sec pour en remettre. C'est à ce moment que l'on brûle.
- Pensez aux grands chapeaux de paille et aux tuniques bohèmes : c'est beau et ça protège !
- Pour les enfants : de la crème solaire, un chapeau et de l'ombre ! On épuise la majorité de son capital soleil avant 18 ans, c'est pourquoi il est très important de protéger ce capital le plus tôt possible.
- En cas de brûlure grave ou étendue, les antioxydants par voie orale ou les oméga-3 permettent d'accélérer la cicatrisation.

CONSEIL N° 5 : PRENDRE L'AIR ET BIEN DORMIR

L'oxygénation et le sommeil sont deux facteurs clés pour une bonne santé générale ainsi qu'une peau éclatante. Sachez que les heures avant minuit comptent double du point de vue du métabolisme. Il vaut donc mieux dormir bien avant minuit que dormir de 2 heures à 10 heures du matin.

COMMENT PRENDRE SOIN DE MA PEAU AU QUOTIDIEN ?

Nous allons décrire ici les étapes importantes pour prendre soin de sa peau au quotidien. Les étapes indispensables sont évidemment le nettoyage et l'hydratation : elles sont d'une importance capitale pour la beauté et la jeunesse de votre peau, et elles sont indissociables. Bien que les autres étapes soient fortement conseillées à des degrés divers en fonction de votre type de peau, vous pouvez ponctuellement en exclure certaines par manque de temps.

Voici, dans l'ordre, notre routine beauté idéale pour retrouver ou conserver une peau éclatante et en parfaite santé. Nous nous focaliserons ici sur la routine beauté du visage :

DÉMAQUILLER

- **QUAND ?** Tous les jours où vous êtes maquillée, le soir.

- **POURQUOI ?** Pour enlever le maquillage qui persiste encore à la fin de la journée. Un nettoyant à rincer n'est parfois pas suffisant pour enlever l'excès de maquillage. Il vaut donc toujours mieux se démaquiller avant de se nettoyer le visage à l'eau.

- **COMMENT ?** Avec un lait démaquillant, une lotion micellaire ou un démaquillant biphasé. À appliquer à l'aide d'un coton ou d'un tissu démaquillant. Évitez les compositions agressives ou contenant des huiles essentielles pour démaquiller les yeux. Un mélange d'hydrolat de bleuet et d'huile d'amande douce, par exemple, fera très bien l'affaire.

- **POUR QUEL TYPE DE PEAU ?** Le démaquillage est indispensable pour tous les types de peaux. Plus la peau est sensible, plus le démaquillant devra être doux et d'une composition simple. Les démaquillants biphasés possèdent les formules les plus simples (sans émulsifiant) et conviennent donc parfaitement aux yeux et peaux sensibles.

NETTOYER

♦ **QUAND ?** Tous les jours, matin et soir.

♦ **POURQUOI ?** Pour éliminer la pollution extérieure et le sébum excédentaire. Idéal pour conserver une peau lisse et souple, et éviter que les impuretés ne s'y déposent, enflamment les tissus cutanés et puissent engendrer une poussée de boutons.

♦ **COMMENT ?** Utilisez un nettoyant doux, approprié pour le visage, et qui se rince à l'eau. N'utilisez pas de nettoyants trop agressifs ou de savons pour le corps qui favoriseront une production de sébum trop importante par la suite. Un gel douche ou une huile de douche pour le corps peuvent également s'avérer trop gras pour le nettoyage du visage et favoriser l'apparition de boutons.

♦ **POUR QUEL TYPE DE PEAU ?** Toutes les peaux nécessitent un bon nettoyage au niveau du visage. Pour les peaux les plus sensibles, qui ne supportent pas de nettoyant à rincer, la lotion micellaire peut permettre de nettoyer le visage avec encore plus de douceur. Il est alors conseillé de faire une première passe avec un coton imbibé pour enlever le maquillage, puis une seconde pour parfaire le nettoyage.

GOMMER

♦ **QUAND ?** De manière générale, nous vous conseillons de vous limiter à une fois par semaine, sauf si le gommage est particulièrement doux (gommage au sucre glace, par exemple). Pour les peaux sèches ou sensibles, une fois tous les 15 jours.

♦ **POURQUOI ?** Pour éliminer les impuretés en profondeur et redonner un coup d'éclat à la peau. Le but est également d'éliminer les cellules mortes afin de favoriser leur renouvellement. Les gommages s'utilisent généralement avant un masque ou un soin afin de préparer la peau à recevoir plus efficacement tous les bienfaits des actifs utilisés.

♦ **COMMENT ?** Avec un gommage au sucre ou au sel, ou une préparation cosmétique exfoliante. Massez sur peau humide en décrivant de petits mouvements circulaires puis rincez abondamment. Il n'est généralement pas nécessaire de laisser poser un gommage, le simple massage suffira à nourrir, hydrater et nettoyer la peau des impuretés les plus tenaces. Massez doucement, sans maltraiter votre peau ; si la peau est altérée par un massage trop vigoureux, votre organisme se sentira agressé, et la production de sébum sera plus intense, pouvant ainsi provoquer une sensation de peau grasse.

POUR QUEL TYPE DE PEAU ? Il est important de bien adapter le type et la taille des grains de l'exfoliant à votre type de peau : plus la peau sera sensible et sèche, plus le gommage devra être doux. Préférez du sucre glace pour les peaux ultrasensibles, du sucre brun pour donner bonne mine et du sucre blanc pour les peaux normales ou mixtes. Le gommage au sel, trop abrasif, n'est pas adapté pour le visage (voir notre section décrivant les principes du gommage).

RÉALISER UN MASQUE

QUAND ? À utiliser régulièrement, de deux fois par semaine à une fois tous les 15 jours en fonction du type de peau et de votre sensibilité cutanée.

POURQUOI ? Pour éclaircir le teint, resserrer les pores, tonifier et redonner de l'éclat aux peaux ternes ou purifier et éliminer les impuretés. Les propriétés des masques sont diverses et sont personnalisables à votre type de peau : peau terne, grasse, acné, peau sèche ou sensible... chaque peau trouvera un masque qui lui convient.

COMMENT ? Appliquez sur peau légèrement humide, de préférence après avoir réalisé un gommage, massez et étalez, puis laissez poser quelques minutes (5 minutes à 15 minutes). Dès que le masque commence à sécher (notamment pour les masques à l'argile), rincez abondamment à l'eau tiède. Pour les masques hydratants en crème, comme ceux-ci ne sèchent pas, vous pouvez les laisser poser plus longtemps en fonction du toucher souhaité.

POUR QUEL TYPE DE PEAU ? Plusieurs types de masques existent : les masques à l'argile sont connus pour absorber l'excès de sébum et éliminer les impuretés. Ils conviendront aux peaux normales, mixtes ou grasses (surtout les masques à base de rhassoul ou d'argile verte). Les argiles blanche ou rouge, plus polyvalentes, conviennent également aux peaux sèches. Pour les peaux particulièrement sèches ou sensibles, il est possible de réaliser des masques hydratants en crème. Ce sont des émulsions très hydratantes et nourrissantes qui, souvent, ne se rincent pas : l'excédent est simplement enlevé à l'aide d'un coton.

TONIFIER

QUAND ? Tous les matins pour rafraîchir le visage avant de commencer la journée.

POURQUOI ? Pour tonifier l'épiderme, resserrer les pores, rafraîchir le visage et équilibrer le pH de la peau. C'est une étape indispensable pour éclairer le teint avant l'application d'un sérum ou d'une crème.

COMMENT ? À appliquer à l'aide d'un coton ou d'un tissu, un tonique peut aussi être utilisé directement en vaporisation sur le visage. L'excédent sera alors enlevé à l'aide d'un mouchoir. Il peut remplacer le nettoyage matinal à l'eau pour ceux qui préfèrent nettoyer sans rincer.

POUR QUEL TYPE DE PEAU ? Les lotions toniques naturelles conviennent à tout type de peau. L'hydrolat (l'ingrédient traditionnel des toniques) devra être choisi en fonction des besoins de votre peau. La majorité des hydrolats sont tonifiants et rafraîchissants par nature, ils peuvent donc être utilisés seuls comme lotion tonique.

APPLIQUER UN SÉRUM

QUAND ? Tous les jours, matin et soir si nécessaire.

POURQUOI ? Grâce à sa concentration souvent plus importante en principes actifs qu'une crème ou un lait, le sérum, quelle que soit sa fonction, maximise et complète les effets et les propriétés de la crème qui sera appliquée ensuite. Ils peuvent avoir de multiples usages : sérum antitaches ou antirides, antioxydant, ultrahydratant, redensifiant, repulpant... autant de qualités adaptées à votre type de peau.

COMMENT ? Un sérum s'applique toujours avant une crème de jour ou de nuit. Il est souvent d'une texture très fine et ne laisse aucun film gras. À appliquer tous les jours si nécessaire ou en fonction de vos besoins. Pour les sérums majoritairement composés d'huiles, il est conseillé de les appliquer uniquement le soir pour éviter un effet « gras » dès le matin.

POUR QUEL TYPE DE PEAU ? Particulièrement efficaces pour les peaux matures, les sérums boostant l'hydratation sont également très utiles pour les peaux déshydratées. Afin de prévenir l'apparition des premières rides, les sérums antioxydants sont idéals, et les sérums antitaches font des miracles pour les peaux pigmentées. Les sérums conviennent donc à toutes les peaux (même s'ils sont généralement moins utilisés pour les peaux jeunes et mixtes, voire grasses).

HYDRATER

QUAND ? Tous les jours sans exception. Matin et soir si nécessaire.

POURQUOI ? L'hydratation de la peau grâce aux liquides et à l'eau que nous buvons est certes nécessaire, mais souvent insuffisante. Il est donc très important d'apporter en complément une source d'hydratation externe (crèmes ou soins hydratants) afin de maintenir intact le film hydrolipidique qui protège notre peau des agressions extérieures (vent, froid, UV, etc.). Un dessèchement chronique de la surface cutanée favorise l'apparition précoce de petites rides et accélère le vieillissement de la peau.

COMMENT ? Appliquez votre soin hydratant en effectuant de petits mouvements circulaires de préférence de l'intérieur du visage (nez) vers l'extérieur (tempes) pour éclaircir le teint.

POUR QUEL TYPE DE PEAU ? Le choix de votre crème hydratante avec plus ou moins d'huile (donc plus ou moins nourrissante) se fera en fonction de votre type de peau. Plus une peau est sèche, plus la crème devra être riche en phase huileuse. Une crème très peu grasse et simplement hydratante (riche en eau) conviendra particulièrement aux peaux mixtes à grasses. Il est important de différencier les crèmes de jour et les crèmes de nuit : une crème de nuit sera toujours beaucoup plus nourrissante qu'une crème de jour qui, elle, sera plus hydratante. Pourquoi ? Pour éviter un effet « gras » disgracieux le jour et pour nourrir la peau en profondeur durant la nuit (quand l'effet gras n'a que peu d'importance). Vous trouverez plus loin dans ce livre des recettes de crèmes de jour et de crèmes de nuit adaptées à chaque type de peau.

Bonne lecture !

PRÉCAUTIONS ET CONSEILS

- Les ingrédients décrits dans ce livre sont majoritairement à usage cosmétique (sauf certaines huiles végétales et certaines huiles essentielles). Ils ne doivent donc pas être ingérés.

- Les recettes que nous vous proposons dans cet ouvrage sont simples, efficaces et très riches en principes actifs. Les dosages indiqués ne doivent pas être dépassés. Une augmentation des doses au-delà de celles qui sont conseillées pourra entraîner à la fois des problèmes de réalisation des cosmétiques ainsi que des effets indésirables pour votre peau ou vos cheveux.

- Lors de la réalisation de cosmétiques maison, il est conseillé de toujours noter sur l'étiquette du produit, ou sur un document à part, la composition de votre produit, la date de fabrication, la durée de conservation ainsi que les numéros de lot des ingrédients utilisés.

- Pour chaque recette, reportez-vous aux précautions particulières des ingrédients qui la composent (à la fois sur l'étiquette des ingrédients et, en complément, sur les pages d'information de ce livre relative à chaque ingrédient).

- De manière générale, les préparations décrites dans ce livre ainsi que les ingrédients qui les composent doivent être tenus et stockés hors de portée des jeunes enfants.

- Vos préparations doivent, dans la mesure du possible, être conservées à l'abri de la lumière, de l'humidité et d'une source de chaleur excessive.

Avant toute utilisation normale d'un produit cosmétique, réalisez un test de tolérance dans le pli du coude durant 48 heures. Déposez une goutte de l'ingrédient ou du produit cosmétique dans le pli du coude et vérifiez l'absence de réaction allergique durant les deux jours qui suivent. Vous pouvez ensuite utiliser le produit en toute sécurité.

Les recettes sans huiles essentielles peuvent être utilisées chez les enfants à partir de 3 ans, et chez les femmes enceintes et allaitantes.

Précautions générales des huiles essentielles en usage cosmétique :

1. Ne pas utiliser les huiles essentielles chez les enfants de moins de 8 ans (12 ans pour certaines) et chez les femmes enceintes ou allaitantes.

2. Toujours se conformer aux indications et précautions données par le fabricant.

3. Toujours diluer les huiles essentielles dans une huile végétale et ne pas les appliquer pures sur la peau pour un usage cosmétique.

4. Ne remplacez jamais une huile essentielle par une autre.

5. N'utilisez que des huiles essentielles 100 % naturelles et pures, bio de préférence (jamais d'huiles essentielles de synthèse).

6. Conservez vos huiles essentielles correctement fermées et hors de portée des enfants. Ne jamais retirer la capsule codigoutte des flacons des huiles essentielles pour la sécurité des enfants.

7. Ne pas approcher les huiles essentielles d'une flamme ou d'une source de chaleur.

8. Ne pas les appliquer dans le nez ou le conduit auditif.

9. De manière générale, ne pas les utiliser chez les personnes âgées, hypertendues, épileptiques, ou ayant des troubles convulsifs ou un antécédent de cancer hormonodépendant. Certaines huiles essentielles sont déconseillées en cas de pathologies hépatiques ou rénales.

(10) Ne versez jamais une huile essentielle pure (sans dispersant) dans l'eau du bain.

(11) Les huiles essentielles sont insolubles dans l'eau. Toujours les diluer dans une huile végétale ou utiliser un dispersant pour les diluer dans l'eau et éviter tout risque de brûlure.

(12) **CONTACT AVEC LES YEUX :** les huiles essentielles ne doivent pas être appliquées sur les yeux, le contour des yeux, ni dans les oreilles. Toujours bien se laver les mains après avoir manipulé des huiles essentielles (ou un produit cosmétique en contenant) afin d'éviter de provoquer une irritation si vos mains entrent en contact avec vos yeux. En cas de contact, rincez sous l'eau du robinet pendant deux minutes, puis appliquez une compresse d'huile végétale. Appliquez ensuite, si nécessaire, du sérum physiologique ou des larmes artificielles. Consultez rapidement un médecin.

(13) **DERMOCAUSTICITÉ :** certaines huiles essentielles sont plus agressives que d'autres pour la peau et les muqueuses. De manière générale, les huiles essentielles ne doivent jamais être utilisées pures sur la peau, et encore moins sur les muqueuses.

(14) **ALLERGIES :** chez les personnes possédant un terrain allergique connu, des réactions allergiques peuvent être provoquées (rarement) par certaines huiles essentielles. Toujours réaliser un test préalable (jamais d'huile pure) sur une petite surface de peau. En cas d'allergie à une substance, n'utilisez jamais d'huiles essentielles de la même famille. En cas de doute, consulter votre médecin. Si vous êtes sujet à une allergie respiratoire ou asthmatique, évitez d'inhaler directement les diffusions d'huiles essentielles.

(15) **PHOTOTOXICITÉ :** les huiles essentielles, comme le citron et de nombreux agrumes, sont photosensibilisantes (de par la présence de furocoumarines). Après application de ces huiles, ne vous exposez pas au soleil ou aux UV pendant six heures.

(16) Stockez les huiles essentielles à l'abri de la chaleur, de la lumière et de l'humidité.

(17) En cas de doute, n'hésitez pas à demander conseil à votre médecin ou votre pharmacien.

Les informations concernant les ingrédients décrits dans cet ouvrage proviennent de la littérature scientifique et des références bibliographiques citées à la fin de ce livre. Écrites par un pharmacien, les recettes ont été vérifiées et testées préalablement. Les informations contenues dans ce livre ne constituent cependant pas un avis médical ou dermatologique, et en cas de problème de peau particulier, seul votre médecin ou votre pharmacien, qui connaît votre cas, sera à même de vous conseiller. Nous ne pouvons être tenus responsables d'une quelconque erreur faite par le lecteur ou d'un symptôme résultant d'une mauvaise utilisation d'une de nos recettes ou d'un des ingrédients que nous mentionnons.

ACTIFS NATURELS

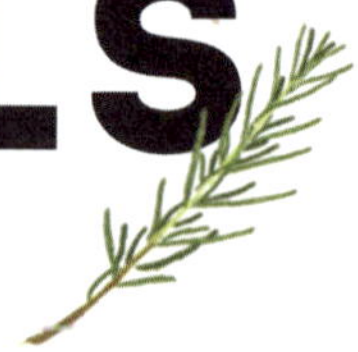

Huiles essentielles,

huiles et beurres végétaux

hydrolats, argiles et poudres,

actifs, émulsifiants et textures,

bases lavantes et savons,

conservateurs

Huiles essentielles

Obtenues le plus souvent par distillation, les huiles essentielles concentrent les propriétés des plantes dont elles sont issues. Leurs bienfaits peuvent être extrêmement variés, et vous trouverez très certainement celle qui sera adaptée à votre situation. Elles sont insolubles dans l'eau et nécessitent généralement d'être mélangées avec une phase huileuse.

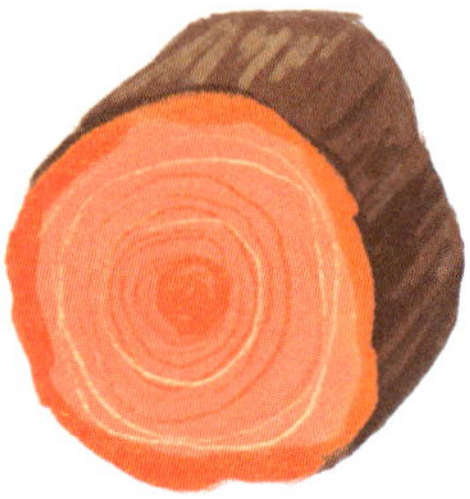

BOIS DE ROSE

Aniba rosaeodora

VISAGE +++ CORPS +++ CHEVEUX +++ HYGIÈNE +++

Très utilisé en cosmétique, le bois de rose est l'une des huiles essentielles les plus efficaces pour la beauté de la peau. Son odeur stimulante et ses vertus raffermissantes et régénérantes en font une alliée jeunesse idéale. Cicatrisante et astringente, elle est également parfaite pour les peaux ternes ou irritées.

PROPRIÉTÉS

+++ Illumine le teint et resserre les pores
tonique et astringente

+++ Anti-âge
raffermissante et antirides

+ Prolonge l'hydratation cutanée
maintient l'équilibre hydrolipidique cutané

+++ Cicatrise et régénère les tissus

+ Purifie la peau
antiseptique et anti-infectieuse cutanée

Odeur
agréable et boisée aux notes de rose, positivante et stimulante

\+ + + SES POINTS FORTS

Polyvalente et anti âge

COMMENT L'UTILISER ?

Soins visage
⇨ max. 1 goutte / 10 ml (0,3 %) de produit non rincé (crème, démaquillant...) ;
⇨ max. 1 goutte / 5 ml (0,6 %) de produit rincé (masque, gommage...).

Soins corps
⇨ max. 1 goutte / 7 ml (0,4 %) de produit non rincé (crème, lait pour le corps...) ;
⇨ max. 1 goutte / 5 ml (0,6 %) de produit rincé (gommage pour le corps...).

Bain, douche et hygiène
⇨ max. 1 goutte / 7 ml (0,4 %).

Soins cheveux et shampoings
⇨ max. 1 goutte / 7 ml (0,4 %).

En cas de doutes : suivez la recette !

L'AVIS DU PHARMACIEN

Sa richesse en linalol (environ 90 %) en fait une huile essentielle sûre d'utilisation et particulièrement bien tolérée. Très utilisée en dermatologie (contre l'eczéma et l'acné) et en cosmétique pour ses puissantes propriétés et son odeur de rose si typique, l'huile essentielle de bois de rose est également une bonne anti-infectieuse (bactéricide, antivirale et fongicide) pour de nombreuses infections ORL. De plus, elle est souvent conseillée pour les troubles du sommeil, le stress et la dépression, ou en cas de surmenage.

POUR QUEL TYPE DE PEAU ?

✓ Peaux matures, rides et ridules

✓ Peaux fatiguées, ternes, en manque d'éclat

✓ Peaux sèches, irritées

✓ Peaux sensibles, atopiques

✓ Problèmes de peau : eczéma, vergetures, acné, petites blessures, cicatrices, démangeaisons, rougeurs, mycoses cutanées

✓ Shampoing usage fréquent

✓ Problèmes capillaires : pellicules, chute de cheveux

PRÉCAUTIONS D'EMPLOI

Huile essentielle facile d'utilisation, elle ne nécessite pas de précautions particulières aux doses recommandées en usage cutané.

Huile essentielle utérotonique, ne pas l'utiliser chez les enfants de moins de 8 ans et chez les femmes enceintes ou allaitantes.

Veillez à lire consciencieusement toutes les précautions générales relatives aux huiles essentielles décrites dans le chapitre « Précautions et conseils » de notre livre.

Le saviez-vous ?

Le bois de hô et le bois de rose sont des huiles essentielles aux compositions assez proches contenant une majorité de linalol. Leurs propriétés sont donc similaires, et elles peuvent facilement être remplacées l'une par l'autre en cas de rupture de stock.

CAROTTE

(Daucus carota)

VISAGE +++	USAGE LOCAL +++	CORPS +	CHEVEUX +

Éclaircissante, elle estompe les taches pigmentaires et illumine le teint. Elle favorise l'élimination des toxines, de la pollution, et purifie les peaux en manque d'éclat. Anti-âge, elle possède également des propriétés raffermissantes et antirides.

PROPRIÉTÉS

+++ Éclaircissante
Illumine le teint, estompe les taches et revitalise les tissus

+++ Cicatrise et régénère les tissus

+ Anti-âge
Antirides, raffermissante et rajeunissante

+++ Détoxifiante
Purifiante et drainante cutanée (toxines, pollution...)

Odeur
Chaude, épicée et terreuse

+ + + SES POINTS FORTS

Détoxifiante & antitaches

COMMENT L'UTILISER ?

Soins du visage
⇨ max. 1 goutte / 10 ml (0,3 %) de produit non rincé (crème, démaquillant...) ;
⇨ max. 1 goutte / 5 ml (0,6 %) de produit rincé (masque, gommage...).

Soins concentrés pour usage local (huiles topiques, cicatrisantes ou antitaches)
⇨ max. 1 goutte / 2 ml (1,6 %) d'huile végétale.

Soins du corps
⇨ max. 1 goutte / 7 ml (0,4 %) de produit non rincé (crème, lait pour le corps...) ;
⇨ max. 1 goutte / 5 ml (0,6 %) de produit rincé (gommage pour le corps...).

Soins des cheveux et shampoing
⇨ max. 1 goutte / 7 ml (0,4 %).

En cas de doute : suivez nos recettes !

L'AVIS DU PHARMACIEN

Connue pour ses propriétés drainantes exceptionnelles, la carotte en usage interne détoxifie le foie et les reins, et aide à diminuer le taux de cholestérol sanguin. Elle favorise la régénération des cellules hépatiques et pancréatiques. Utile en cas d'insuffisance rénale ou hépatique légère, de foie fatigué et surchargé, ou en cas d'antécédents d'hépatite, elle ne peut cependant être utilisée par voie orale que durant de courtes périodes (5-7 jours au maximum) et de préférence avec l'encadrement d'un médecin ou d'un aromathérapeute.

POUR QUEL TYPE DE PEAU ?

✓ Peaux matures, rides et ridules

✓ Taches brunes, dartres, peau vieillie par le soleil

✓ Peaux fatiguées, ternes, en manque d'éclat, peau des fumeurs

✓ Peaux sèches

✓ Problèmes de peau : eczéma, acné, cicatrices, rougeurs, petites plaies, crevasses, couperose

✓ Shampoing pour cheveux secs et ternes

PRÉCAUTIONS D'EMPLOI

Prudence (consultez votre médecin avant de l'utiliser) en cas de cancer ou d'antécédents de cancer hormonodépendant.

Ne pas utiliser cette huile essentielle chez les enfants de moins de 8 ans et chez les femmes enceintes ou allaitantes. Veillez à lire consciencieusement toutes les précautions générales relatives aux huiles essentielles décrites dans le chapitre « Précautions et conseils » de notre livre.

Le saviez-vous ?

La carotte doit ses propriétés au carotol qu'elle contient. Puissant drainant et dépuratif, la carotte détoxifie la peau mais aussi le foie. Elle gagne à être utilisée en cure tant par usage oral que cutané pour drainer et purifier l'organisme. La peau est un reflet du bon état général de notre organisme, et purifier le foie aide donc aussi à avoir une belle peau. Pour un usage interne, consultez votre médecin ou votre pharmacien.

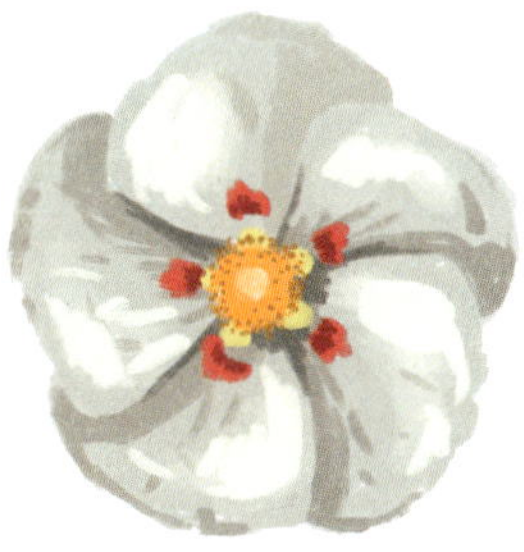

CISTE LADANIFÈRE

(Cistus ladaniferus)

VISAGE ++	USAGE LOCAL +++	CORPS +	CHEVEUX +

L'huile essentielle des « urgences »… Elle est idéale pour réparer et cicatriser. La ciste ladanifère favorise la régénération des peaux irritées ou abîmées. Ses puissantes propriétés hémostatiques aident également à stopper les petits saignements et permettent d'accélérer la coagulation des plaies légères.

PROPRIÉTÉS

+ Illumine le teint et resserre les pores
Tonique et astringente

+++ Stoppe les petits saignements
Coagulante, hémostatique

++ Anti-âge
Raffermissante et antirides

+++ Répare et protège
Régénérante, cicatrisante et reconstructrice cutanée

Odeur
Discrète, ambrée, épicée et boisée

+ + + SES POINTS FORTS

Réparatrice & cicatrisante

COMMENT L'UTILISER ?

Soins concentrés pour usage local (petites coupures ou éraflures)
une goutte pure au maximum sur une toute petite zone. Pour les saignements légers :
1/3 HE de ciste ladanifère, 1/3 HE de géranium Bourbon et 1/3 d'une huile végétale au choix.

Soins du visage
⇨ max. 1 goutte / 5 ml (0,6 %) de produit non rincé (crème, démaquillant…) ;
⇨ max. 1 goutte / 5 ml (0,6 %) de produit rincé (masque, gommage…).

Soins du corps
⇨ max. 1 goutte / 5 ml (0,6 %) de produit non rincé (crème, lait pour le corps…) ;
⇨ max. 1 goutte / 5 ml (0,6 %) de produit rincé (gommage pour le corps…).

Soins des cheveux et shampoing
⇨ max. 1 goutte / 7 ml (0,4 %).

En cas de doute : suivez nos recettes !

Elle se combine à merveille avec l'huile essentielle de géranium Bourbon et avec des huiles végétales protectrices et réparatrices comme l'argan.

L'AVIS DU PHARMACIEN

C'est en usage cutané que la ciste ladanifère est devenue célèbre pour ses propriétés hémostatiques, anti-infectieuses et cicatrisantes exceptionnelles. C'est l'huile essentielle parfaite pour les petites plaies qui saignent, comme les coupures, crevasses, blessures, éraflures, fissures ou escarres. En combinaison avec le géranium Bourbon pour arrêter les petits saignements, avec la lavande vraie pour cicatriser, ou avec l'hélichryse italienne pour les hématomes ou les contusions.

POUR QUEL TYPE DE PEAU ?

✓ Peaux matures, rides et ridules

✓ Problèmes de peau : irritations et gerçures, crevasses, couperose, coupures, saignements légers, escarres

✓ Peaux abîmées, agressées par le temps ou la maladie

✓ Peaux sèches, irritées

✓ Cheveux abîmés par le soleil et le sel

PRÉCAUTIONS D'EMPLOI

Ne pas appliquer sur une plaie trop importante. Peut interagir avec les médicaments anticoagulants.

Ne pas utiliser cette huile essentielle chez les enfants de moins de 8 ans et chez les femmes enceintes ou allaitantes. Veillez à lire consciencieusement toutes les précautions générales relatives aux huiles essentielles décrites dans le chapitre « Précautions et conseils » de notre livre.

Le saviez-vous ?

Le mot « ladanifère » vient du terme « ladanum », sorte de résine collante sécrétée par la plante pour éviter la déshydratation. Cette résine était utilisée par les Égyptiens pour embellir la peau, ainsi qu'en fumigation avec d'autres plantes sacrées comme l'encens ou la myrrhe. Encore aujourd'hui, cette résine entre dans la composition de parfums ambrés et épicés.

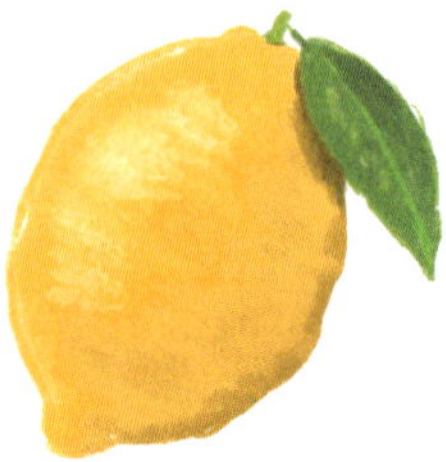

CITRON

(Citrus limon)

VISAGE +++ USAGE LOCAL + HYGIÈNE +++ CORPS +++ CHEVEUX +++

C'est l'une des huiles essentielles incontournables de votre trousse d'aromathérapie cosmétique. Utilisée dans vos préparations, elle purifie, régule la production de sébum et illumine votre peau. Détoxifiante, elle draine les tissus cutanés et élimine durablement toxines et pollution.

PROPRIÉTÉS

+++ Illumine le teint
Tonique cutanée

+++ Détoxifiante cutanée (toxines, pollution)
Drainante hépatique avec effet positif sur la peau

+ Enlève l'excès de sébum (peau et cheveux)
Délipidante

+ Antioxydante

+++ Purifie la peau
Antiseptique, antivirale

+ Blanchiment des ongles
Éclaircissante

Odeur
Douce, rafraîchissante et hespéridée.

+ + + SES POINTS FORTS

Purifiante & détoxifiante

COMMENT L'UTILISER ?

Soins du visage
⇨ max. 1 goutte / 10 ml (0,3 %) de produit non rincé (crème de nuit, démaquillant...) ;
⇨ max. 1 goutte / 5 ml (0,6 %) de produit rincé (masque, gommage...).

Soins du corps
⇨ max. 1 goutte / 10 ml (0,3 %) de produit non rincé (crème, lait pour le corps...) ;
⇨ max. 1 goutte / 5 ml (0,6 %) de produit rincé (gommage pour le corps...).

Soins des cheveux et shampoing
⇨ max. 1 goutte / 7 ml (0,4 %).

Bain, douche et hygiène : max. 1 goutte / 7 ml (0,4 %) pour les gels douche et produits de bain. En usage bucco-dentaire : une goutte dans votre dose de dentifrice deux fois par semaine au maximum, ou 4 gouttes + 10 gouttes d'huile végétale dans 3 cuillères à soupe d'eau (pour réaliser un bain de bouche).

Soins concentrés pour usage local (soins éclaircissants pour les ongles ou réparateur pour les cuticules) : max. 1 goutte / 2 ml (1,6 %) d'huile végétale à appliquer le soir !

En cas de doute : suivez nos recettes !

L'AVIS DU PHARMACIEN

Une des huiles essentielles les plus polyvalentes : indispensable dans votre trousse à pharmacie. Elle est très efficace en diffusion et en usage oral. En effet, c'est un puissant antiseptique atmosphérique (à diffuser pure ou en synergie). En usage oral, elle détoxifie le foie, diminue les nausées et stimule la digestion et le tonus général. Complément alimentaire de nombreuses thérapies minceur, elle s'associe à merveille avec l'huile essentielle de carotte pour un régime drainant, ou avec l'huile essentielle de pamplemousse contre la cellulite.

POUR QUEL TYPE DE PEAU ?

✓ Peaux matures, rides et ridules

✓ Peaux mixtes à grasses, à problèmes

✓ Teint terne, fatigué, en manque d'éclat

✓ Problèmes de peau : acné, furoncles, boutons, verrues, herpès

✓ Cheveux et cuir chevelu gras

✓ Ongles cassants

✓ Soins bucco-dentaires : bain de bouche, dentifrice

PRÉCAUTIONS D'EMPLOI

L'huile essentielle de citron est phototoxique et dermocaustique. Elle peut induire des réactions cutanées lorsqu'elle est appliquée avant une exposition au soleil. Il est important de toujours la diluer dans une huile végétale et de ne pas s'exposer au soleil dans les 6 heures suivant l'application. Déconseillée en cas de prise concomitante d'anticoagulants. Ne pas utiliser en cas de cancers hormonodépendants ou de mastose.

Ne pas utiliser cette huile essentielle chez les enfants de moins de 8 ans et chez les femmes enceintes ou allaitantes. Veillez à lire consciencieusement toutes les précautions générales relatives aux huiles essentielles décrites dans le chapitre « Précautions et conseils » de notre livre.

Le saviez-vous ?

Comme c'est le cas pour d'autres agrumes, le citron en réalité n'est pas une huile essentielle mais bien une essence, c'est-à-dire obtenue par expression à froid du péricarpe du fruit et non par distillation. Plus sensible à la chaleur et à la lumière que les huiles essentielles, il est important de respecter la date de péremption d'une essence.

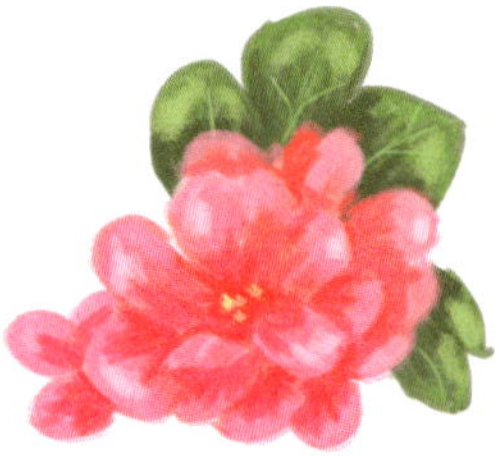

GÉRANIUM BOURBON

(Pelargonium graveolens var. Bourbon)

VISAGE +++ USAGE LOCAL +++ HYGIÈNE +++ CORPS +++ CHEVEUX +++

L'huile essentielle de beauté par excellence ! Très prisée pour ses propriétés régénératrices et anti-âge, l'huile essentielle de géranium reste très polyvalente et très efficace pour tous les soins de la peau (elle est à la fois antiseptique, réparatrice, antirides et cicatrisante). Elle équilibre la sécrétion de sébum et est illuminatrice. Elle possède également des vertus hémostatiques en cas de saignements légers ou de petites coupures.

PROPRIÉTÉS

+++ Soins anti-âge
Antirides et raffermissante

+ Régule la sécrétion de sébum
(peau et cheveux) +

+ Illumine le teint
Tonique et astringente

+++ Purifie la peau
Antiseptique, antifongique

+++ Cicatrise et régénère les tissus

+++ Arrête les petits saignements
Hémostatique

Odeur
Florale proche de celle de la rose

+ + + SES POINTS FORTS

Anti-âge & régénératrice

COMMENT L'UTILISER ?

Soins du visage
⇨ max. 1 goutte / 10 ml (0,3 %) de produit non rincé (crème, démaquillant...) ;
⇨ max. 1 goutte / 5 ml (0,6 %) de produit rincé (masque, gommage...).

Soins du corps
⇨ max. 1 goutte / 7 ml (0,4 %) de produit non rincé (crème, lait pour le corps...) ;
⇨ max. 1 goutte / 5 ml (0,6 %) de produit rincé (gommage pour le corps...).

Bain, douche et hygiène
⇨ max. 1 goutte / 7 ml (0,4 %).

Soins des cheveux et shampoing
⇨ max. 1 goutte / 7 ml (0,4 %).

Soins concentrés pour usage local (petites coupures ou éraflures)
une goutte pure au maximum sur une toute petite zone. Pour les saignements légers : 1/3 HE de ciste ladanifère, 1/3 HE de géranium Bourbon et 1/3 d'une huile végétale au choix.

En cas de doute : suivez nos recettes !

L'AVIS DU PHARMACIEN

Le géranium Bourbon est une des huiles essentielles majeures lorsque l'on parle dermatologie et cosmétique. Elle possède néanmoins des vertus intéressantes en usage oral et en diffusion. En diffusion, elle rééquilibre les émotions, relaxe et calme les personnes nerveuses. C'est également un puissant antispasmodique, un anti-inflammatoire et un antalgique léger. Elle s'utilise pour les spasmes intestinaux et colites, ou encore pour soulager en cas de rhumatismes ou de douleurs articulaires.

POUR QUEL TYPE DE PEAU ?

✓ Peaux matures, rides et ridules

✓ Peaux mixtes à grasses ou acnéiques

✓ Peaux sèches

✓ Peaux ternes, fatiguées et en manque d'éclat

✓ Problèmes de peau : mycoses des ongles, acné, plaies et brûlures, piqûres d'insectes, eczéma, impétigo, psoriasis, couperose, en prévention des vergetures, coupures, saignements légers

✓ Cheveux ternes et dévitalisés

PRÉCAUTIONS D'EMPLOI

Huile essentielle facile d'utilisation, elle ne demande pas de précautions particulières aux doses recommandées en usage cutané.

Ne pas utiliser cette huile essentielle chez les enfants de moins de 8 ans et chez les femmes enceintes ou allaitantes. Veillez à lire consciencieusement toutes les précautions générales relatives aux huiles essentielles décrites dans le chapitre « Précautions et conseils » de notre livre.

Le saviez-vous ?

Cette huile essentielle, originaire de Madagascar ou de La Réunion, possède une propriété hémostatique, qu'elle partage uniquement avec le ciste ladanifère. Elle est donc très utile en cas de petits saignements (nez, gencives, coupures, plaies, etc.).

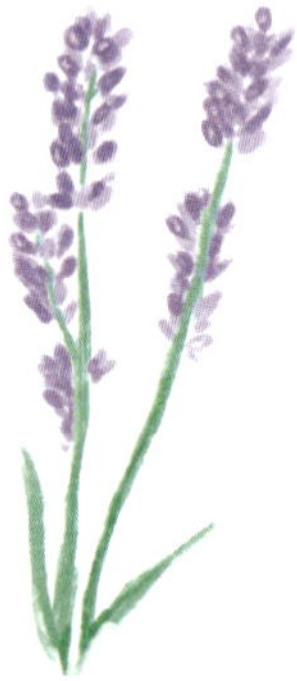

LAVANDE VRAIE

(Lavandula angustifolia)

VISAGE +++ USAGE LOCAL +++ HYGIÈNE +++ CORPS +++ CHEVEUX +++

Cette huile essentielle possède de très nombreuses propriétés ! Elle est particulièrement reconnue et appréciée pour ses vertus apaisantes, régénérantes et cicatrisantes cutanées. Très efficace en cosmétique, elle calme les démangeaisons, les irritations, et favorise la « réparation » des petites plaies après les avoir désinfectées. Elle possède également un effet répulsif et préventif contre les poux.

PROPRIÉTÉS

+ Purifie la peau
Antiseptique, antifongique et antibactérienne

+++ Répare et protège
puissamment cicatrisante, régénératrice pour la peau

+++ Soulage et apaise
Anesthésique et anti-inflammatoire

+++ Calme les démangeaisons
et les irritations

+++ Préventive et répulsive contre les parasites des cheveux et de la peau
(poux, puces...)

+ Utilisée en parfumerie

Odeur
Florale de lavande.

+ + + SES POINTS FORTS

Apaisante & cicatrisante

COMMENT L'UTILISER ?

Soins du visage
⇨ max. 1 goutte / 10 ml (0,3 %) de produit non rincé (crème, démaquillant...) ;
⇨ max. 1 goutte / 5 ml (0,6 %) de produit rincé (masque, gommage...).

Soins du corps
⇨ max. 1 goutte / 10 ml (0,3 %) de produit non rincé (crème, lait pour le corps...) ;
⇨ max. 1 goutte / 5 ml (0,6 %) de produit rincé (gommage pour le corps...).

Bain, douche et hygiène
⇨ max. 1 goutte / 5 ml (0,6 %) pour un bain apaisant et relaxant.

Soins des cheveux et shampoing
⇨ max. 1 goutte / 7 ml (0,4 %).

Soins concentrés pour usage local (piqûres, démangeaisons)
une goutte pure au maximum sur une toute petite zone, ou 1 goutte / 2 ml (1,6 %) d'huile végétale.

En cas de doute : suivez nos recettes !

L'AVIS DU PHARMACIEN

Lorsque l'on parle de la lavande vraie (ou fine), on ne peut qu'insister sur ses propriétés harmonisantes et relaxantes exceptionnelles. Antispasmodique, neuro et cardiorégulatrice, c'est l'huile essentielle du zen et des troubles nerveux. Calmante, relaxante et sédative, elle aide tant en cas de stress et d'angoisses que de troubles du sommeil et de l'endormissement. Elle s'avère également très utile en cas de troubles divers d'origine nerveuse, comme l'eczéma, l'asthme, certaines palpitations ou certains spasmes intestinaux.

POUR QUEL TYPE DE PEAU ?

✓ Peaux mixtes à grasses.

✓ Peaux à problèmes.

✓ Peaux irritées, abîmées, agressées par les éléments naturels ou la maladie.

✓ Peaux sensibles.

✓ Problèmes de peau : mycoses, acné, démangeaisons, eczéma, psoriasis, couperose.

✓ Plaies et brûlures, piqûres d'insectes, coups de soleil.

✓ Prévention des puces et des poux.

PRÉCAUTIONS D'EMPLOI

Attention, la lavande présente des risques d'allergies cutanées (1 % des utilisateurs). En cas d'allergie à un type de lavande, bannir l'utilisation de tous les types de lavande pour éviter une allergie croisée.

Ne pas utiliser cette huile essentielle chez les enfants de moins de 8 ans et chez les femmes enceintes ou allaitantes. Veillez à lire consciencieusement toutes les précautions générales relatives aux huiles essentielles décrites dans le chapitre « Précautions et conseils » de notre livre.

Le saviez-vous ?

En plus d'apaiser la peau et les démangeaisons cutanées, la lavande est sans égale pour calmer les angoisses, prévenir les insomnies et apaiser le stress. Utilisée en diffusion ou en brume d'oreiller, elle agit sur la production de neurotransmetteurs comme la sérotonine.

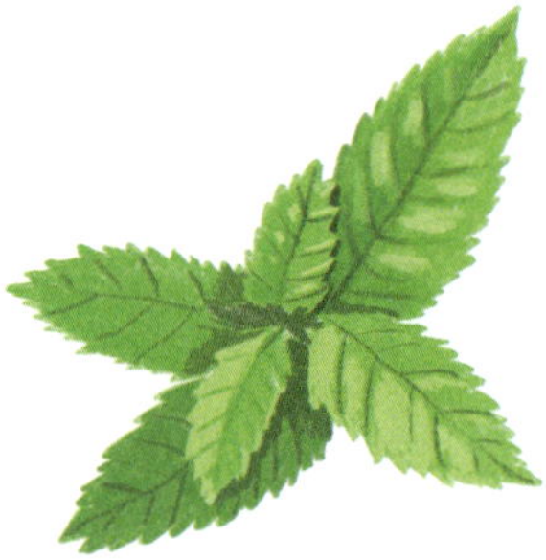

MENTHE POIVRÉE

(Mentha piperita)

VISAGE +	USAGE LOCAL +++	CORPS +

L'effet « glaçon » qu'elle procure soulage les douleurs, apaise les démangeaisons et tonifie la peau et les esprits. La plus rafraîchissante des huiles essentielles est également l'une des plus puissantes et des plus difficiles à utiliser. Raffermissante, elle tonifie les tissus et contracte les petits vaisseaux sanguins. Elle s'avère donc très utile en cas de couperose ou de rougeurs.

PROPRIÉTÉS

+++ Refroidissante et rafraîchissante

+++ Apaise et anesthésie
Effet « antidouleur » grâce à ses propriétés réfrigérantes

+++ Soulage les démangeaisons
Antiprurigineuse, antigrattage

+ Antivirale et antibactérienne

+ Raffermissante
Elle contracte les petits vaisseaux sanguins et raffermit les tissus mous

Odeur
piquante, fraîche, poivrée, celle de la menthe.

COMMENT L'UTILISER ?

Soins concentrés pour usage très local (démangeaisons, piqûres, urticaire sur une petite zone)
⇨ max. 1 goutte / 2 ml (1,6 %) d'huile végétale.

Soins du visage
⇨ max. 1 goutte / 10 ml (0,3 %) de produit non rincé (crème, démaquillant...) ;
⇨ max. 1 goutte / 10 ml (0,3 %) de produit rincé (masque, gommage...).

Soins du corps
⇨ max. 1 goutte / 10 ml (0,3 %) de produit non rincé (crème, lait pour le corps...) ;
⇨ max. 1 goutte / 10 ml (0,3 %) de produit rincé (gommage pour le corps...).

Soins des cheveux et shampoing
⇨ max. 1 goutte / 20 ml (0,16 %).

En cas de doute : suivez nos recettes !

+ + + SES POINTS FORTS

Tonifiante & antidouleur

L'AVIS DU PHARMACIEN

Une des huiles essentielles les plus puissantes et les plus efficaces, mais ses composants mentholés neurotoxiques (le menthol et la menthone) la rendent assez difficile d'utilisation. En usage ponctuel chez l'adulte, une goutte sous la langue facilite la digestion, diminue les nausées, rafraîchit l'haleine et aide en cas de fatigue importante. Elle est particulièrement célèbre contre les maux de tête. C'est une des huiles essentielles dite « d'urgence », idéale, entre autres, en cas de problèmes intestinaux.

POUR QUEL TYPE DE PEAU ?

✓ Peaux mixtes à grasses ou à tendance acnéique

✓ Peaux couperosées

✓ Peaux ternes

✓ Cheveux et cuir chevelu gras

✓ Tous types de démangeaisons : piqûres, urticaire, varicelle, eczéma, zona, herpès, chatouillements

✓ Problèmes de peau : plaies, acné et impuretés, brûlures, varices

PRÉCAUTIONS D'EMPLOI

Effet refroidissant puissant. Ne se dilue jamais dans un bain. À utiliser par voie cutanée de manière très diluée et sur des zones limitées (risque d'hypothermie). Attention, la menthe poivrée présente des risques d'allergies cutanées. En cas d'allergie à un type de menthe, bannir l'utilisation de tous les types de menthe pour éviter une allergie croisée.

Ne pas utiliser cette huile essentielle chez les enfants de moins de 12 ans, chez les femmes enceintes ou allaitantes, et chez les personnes épileptiques, âgées et hypertendues. Veillez à lire consciencieusement toutes les précautions générales relatives aux huiles essentielles décrites dans le chapitre « Précautions et conseils » de notre livre.

Le saviez-vous ?

Parfaite pour les problèmes d'inflammation cutanée. L'inflammation se caractérise en général par un dégagement de chaleur, une rougeur et une douleur associée. Un refroidissement de la zone est alors nécessaire. Les autres types de menthe (verte, des champs, douce ou nanah, pouliot) possèdent souvent une odeur moins forte et des propriétés moins puissantes, mais attention, elles ont cependant les mêmes précautions et contre-indications d'emploi.

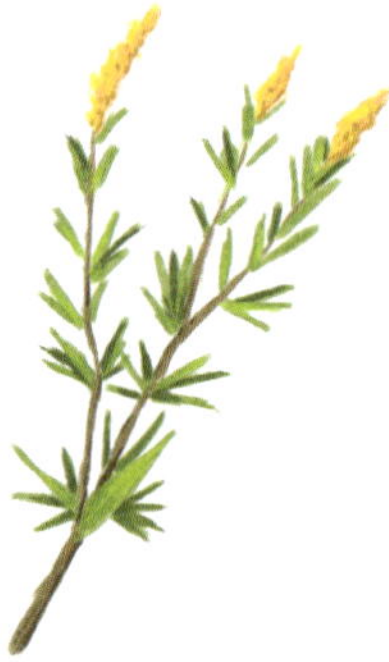

PALMAROSA

(Cymbopogon martinii var. motia)

VISAGE + | USAGE LOCAL +++ | HYGIÈNE +++ | CHEVEUX +

Cette huile essentielle, particulièrement reconnue pour ses propriétés antitranspirantes et déodorantes, traite également les problèmes de pellicules et ceux de déséquilibre de sécrétion de sébum. Purifiante et très antifongique, elle est utile en cas de mycoses des ongles ou cutanées.

PROPRIÉTÉS

+++ Régule la transpiration et empêche les mauvaises odeurs

+++ Purifie la peau
Antiseptique, antivirale, anti-infectieuse à large spectre et puissamment antifongique, elle équilibre aussi la flore cutanée

+++ Antipelliculaire

+ Cicatrise et régénère les tissus

+++ Régule la sécrétion de sébum
(peau et cheveux)

Odeur
Fraîche, fleurie et douce se rapprochant de la rose.

COMMENT L'UTILISER ?

Bain, douche et hygiène (déodorant en crème ou en poudre)
⇨ max. 1 goutte / 5 ml (0,6 %).

Soins concentrés pour usage local (soin pour les mycoses des ongles)
2 gouttes pures au maximum sur l'ongle ou la mycose cutanée, ou 2 gouttes dans 5 gouttes d'huile végétale. Synergie idéale avec le tea tree pour le soin des mycoses des ongles et de la peau.

Soins du visage
⇨ max. 1 goutte / 10 ml (0,3 %) de produit non rincé (crème, démaquillant...) ;
⇨ max. 1 goutte / 10 ml (0,3 %) de produit rincé (masque, gommage...).

Soins des cheveux et shampoing
⇨ max. 1 goutte / 7 ml (0,4 %).

En cas de doute : suivez nos recettes !

+ + + SES POINTS FORTS

Régulatrice & antitranspirante

L'AVIS DU PHARMACIEN

Le palmarosa, célèbre pour ses vertus antitranspirantes, est également une huile essentielle très appréciée des femmes. Anti-infectieuse et décongestionnante lymphatique, elle s'avère efficace contre les infections urogénitales comme les cystites, elle aide en cas de membres inférieurs gonflés, de tensions mammaires, voire même, de cellulite. Utérotonique, elle facilite l'accouchement en favorisant le travail de l'utérus, mais elle est totalement interdite à un autre moment de la grossesse sous peine d'accouchement prématuré.

POUR QUEL TYPE DE PEAU ?

✓ Peaux mixtes à grasses ou acnéiques

✓ Peaux sensibles, irritées

✓ Problèmes de peau : mycoses cutanées, crevasses aux mains ou aux lèvres, acné, eczéma, intertrigo, urticaire

✓ Mycoses des ongles

✓ Cheveux gras

✓ Problèmes capillaires : pellicules

PRÉCAUTIONS D'EMPLOI

Attention, le palmarosa a des vertus utérotoniques. Autrement dit, elle favorise les contractions de l'utérus et peut produire un accouchement prématuré. Il est donc strictement interdit de l'utiliser pendant la grossesse. Elle est, en revanche, bien tolérée par tous les types de peaux, même fragiles.

Ne pas utiliser cette huile essentielle chez les enfants de moins de 8 ans et chez les femmes enceintes ou allaitantes. Veillez à lire consciencieusement toutes les précautions générales relatives aux huiles essentielles décrites dans le chapitre « Précautions et conseils » de notre livre.

Le saviez-vous ?

Auparavant, au Moyen-Orient, cette huile essentielle était employée pour falsifier celle de la rose de Damas, rare et onéreuse, et surtout très prisée par les professionnels de la parfumerie.

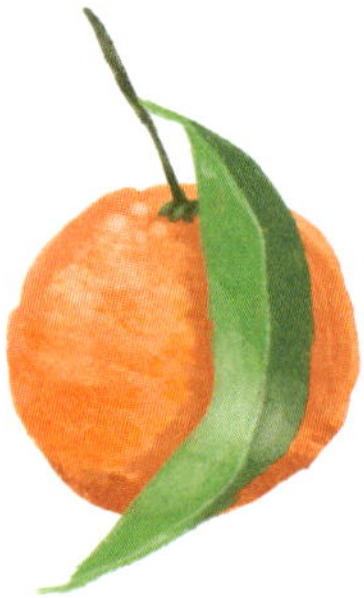

PETIT GRAIN

(Citrus aurantium var. amara feuilles)

VISAGE +++	CORPS +++	HYGIÈNE +++	CHEVEUX +++

Cette huile essentielle prend soin de votre peau et de vos cheveux, mais aussi de votre bien-être grâce à son odeur si particulière. Elle est purifiante, raffermissante et régénératrice. Elle convient à tous les types de peaux. Elle est particulièrement appréciée des peaux mixtes dont elle va réguler la production de sébum.

PROPRIÉTÉS

+ Purifie la peau
Antiseptique, anti-infectieuse

+ Soins anti-âge
Raffermissante

+ Antipelliculaire

+++ Cicatrise et régénère les tissus

+++ Régule la sécrétion de sébum
(peau et cheveux)

+++ Utilisée en parfumerie
Puissante harmonisante émotionnelle, elle favorise la relaxation

Odeur
Fraîche, verte, avec une touche d'orange.

COMMENT L'UTILISER ?

Soins du visage
⇨ max. 1 goutte / 10 ml (0,3 %) de produit non rincé (crème, démaquillant…) ;
⇨ max. 1 goutte / 5 ml (0,6 %) de produit rincé (masque, gommage…).

Soins du corps (massage relaxant)
⇨ max. 1 goutte / 7 ml (0,4 %) de produit non rincé (crème, lait pour le corps…) ;
⇨ max. 1 goutte / 5 ml (0,6 %) de produit rincé (gommage pour le corps…).

Bain, douche et hygiène
⇨ max. 1 goutte / 7 ml (0,4 %).

Soins des cheveux et shampoing
⇨ max. 1 goutte / 7 ml (0,4 %).

En cas de doute : suivez nos recettes !

+ + + SES POINTS FORTS

Harmonisante & régulatrice

L'AVIS DU PHARMACIEN

Pour celles et ceux que son odeur enchante, le petit grain est l'allié parfait pour bien dormir. D'une composition qui rappelle celle de la lavande, elle rééquilibre nerveusement, aide en cas de sautes d'humeur ou d'agitation, et facilite l'endormissement. Elle est extraite de l'oranger amer par distillation des feuilles. Cette huile essentielle n'est pas photosensibilisante comme le sont généralement les autres agrumes.

POUR QUEL TYPE DE PEAU ?

✓ Convient à tout type de peau

✓ Principalement pour les peaux mixtes à grasses ou acnéiques

✓ Peaux matures, ridées, dévitalisées.

✓ Problèmes de peau : acné infectée, furoncles, infections cutanées, mycoses, etc.

✓ Cheveux fins, abîmés

✓ Problèmes capillaires : pellicules, cuir chevelu gras, chute de cheveux

PRÉCAUTIONS D'EMPLOI

Huile essentielle facile d'utilisation, elle ne demande pas de précautions particulières aux doses recommandées en usage cutané.

Ne pas utiliser cette huile essentielle chez les enfants de moins de 8 ans et chez les femmes enceintes ou allaitantes. Veillez à lire consciencieusement toutes les précautions générales relatives aux huiles essentielles décrites dans le chapitre « Précautions et conseils » de notre livre.

Le saviez-vous ?

Trois huiles essentielles sont extraites de l'oranger amer (*Citrus aurantium var. amara*). Le petit grain bigarade est issu de la distillation des feuilles, le néroli est issu de la distillation des fleurs, et l'essence d'oranger amer est obtenue par expression du péricarpe du zeste du fruit. Le genre (*Citrus*), l'espèce (*aurantium*) et la variété (*amara*) ont donc de l'importance dans le choix de votre huile essentielle, mais la partie distillée également.

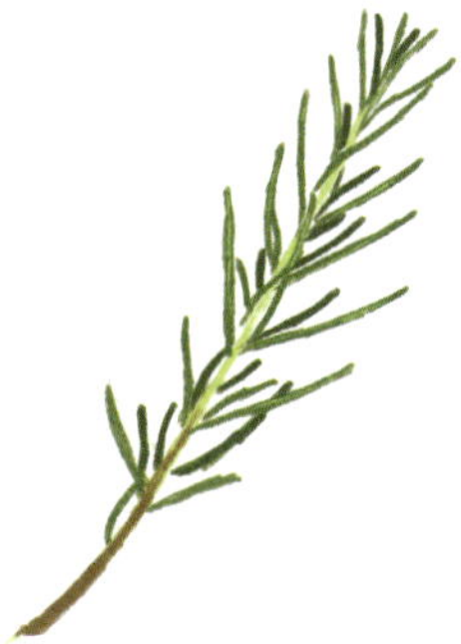

ROMARIN À CINÉOLE

(Rosmarinus officinalis ct cinéole)

VISAGE +	CORPS +	HYGIÈNE +	CHEVEUX +++

Cette huile essentielle est connue pour revitaliser et tonifier la peau et les cheveux. Les cheveux sont sa spécialité ! Elle agit contre leur chute et traite efficacement les problèmes de pellicules. Purifiante, elle présente aussi un principe astringent, qui va resserrer les pores et défatiguer le teint.

PROPRIÉTÉS

+++ Antipelliculaire

+++ Tonique cutanée et capillaire

+ Purifie la peau
Antiseptique, anti-infectieuse, antifongique

+ Resserre les pores
Astringente

Odeur
Puissante et herbacée.

COMMENT L'UTILISER ?

Soins des cheveux (toniques capillaires et lotions) et shampoing
⇨ max. 1 goutte / 7 ml (0,4 %).

Soins du visage
⇨ max. 1 goutte / 10 ml (0,3 %) de produit non rincé (crème, démaquillant...) ;
⇨ max. 1 goutte / 7 ml (0,4 %) de produit rincé (masque, gommage...).

Soins du corps
⇨ max. 1 goutte / 10 ml (0,3 %) de produit non rincé (crème, lait pour le corps...) ;
⇨ max. 1 goutte / 7 ml (0,4 %) de produit rincé (gommage pour le corps...).

Bain, douche et hygiène
⇨ max. 1 goutte / 7 ml (0,4 %).

En cas de doute : suivez nos recettes !

+ + + SES POINTS FORTS

Tonique cutanée & capillaire

L'AVIS DU PHARMACIEN

Le romarin à cinéole, à la différence du romarin à camphre (principalement décontractant musculaire) et du romarin à verbénone (surtout stimulant hépatique et biliaire), est particulièrement indiqué pour la sphère respiratoire. Mucolytique et expectorant, il est également un puissant antibactérien, antiviral et antifongique des voies respiratoires. Il est idéal en prévention ou en traitement de nombreuses infections respiratoires : rhume, grippe, refroidissement, sinusite, bronchite, etc.

POUR QUEL TYPE DE PEAU ?

✓ Cheveux ternes, fatigués

✓ Problèmes capillaires : pellicules, chute de cheveux

✓ Convient à tous les types de peaux

✓ Peaux mixtes à grasses préférentiellement

PRÉCAUTIONS D'EMPLOI

Attention, cette huile essentielle est dermocaustique. Il est important de toujours la diluer dans une huile végétale quand elle est utilisée par voie cutanée.

Ne pas utiliser cette huile essentielle chez les enfants de moins de 8 ans, chez les femmes enceintes ou allaitantes, et chez les personnes épileptiques, âgées et hypertendues. Veillez à lire consciencieusement toutes les précautions générales relatives aux huiles essentielles décrites dans le chapitre « Précautions et conseils » de notre livre.

Le saviez-vous ?

Il ne faut pas confondre les trois huiles essentielles de romarin : romarin à camphre, à cinéole et à verbénone. Ces trois romarins proviennent bien de la même plante, le *Rosmarinus officinalis L.*, mais, cultivé dans des endroits différents du globe (différences de sol, de climat, d'altitude...), le même arbrisseau, possèdera différents types de molécules chimiques (ou chémotype). Cultivé au Maroc, le romarin officinal contiendra une majorité de 1,8 cinéole et sera appelé romarin à cinéole.

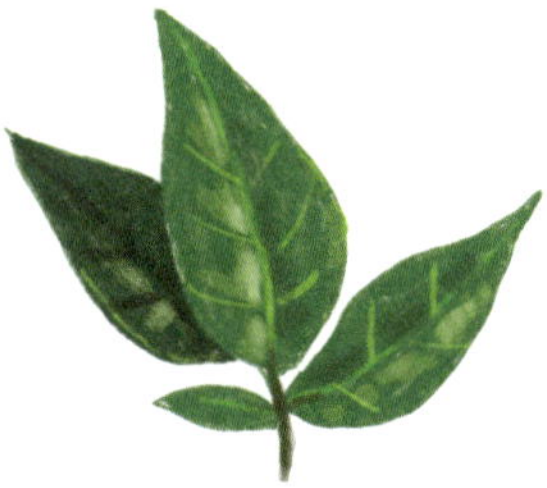

ARBRE À THÉ *(TEA TREE)*

(Melaleuca alternifolia)

VISAGE +++ USAGE LOCAL +++ HYGIÈNE +++ CORPS + CHEVEUX +

Extraite des feuilles de l'arbre à thé, cette huile essentielle est la plus célèbre de toutes les huiles essentielles pour ses puissantes vertus antibactériennes, antivirales et antimycotiques. Elle est idéale pour un grand nombre d'infections cutanées (dont l'acné) et bucco-dentaires. Elle est également très efficace pour protéger des brûlures induites par le soleil ou la radiothérapie.

PROPRIÉTÉS

+++ Purifie la peau de tous types d'infections
Antiseptique, anti-infectieuse, antibactérienne à large spectre, antifongique, antiparasitaire et antivirale

+++ Acné, boutons

Réparatrice cutanée

+++ Radioprotectrice
Protège la peau des brûlures de la radiothérapie et du soleil

+++ Hygiène bucco-dentaire
Agit contre les infections de la bouche (gingivites, aphtes) et blanchit les dents

+ Tonifie et purifie le cuir chevelu

Forte odeur herbacée.

+ + + SES POINTS FORTS

L'anti-infectieuse par excellence

COMMENT L'UTILISER ?

Soins du visage
⇨ max. 1 goutte / 10 ml (0,3 %) de produit non rincé (crème, démaquillant...) ;
⇨ max. 1 goutte / 5 ml (0,6 %) de produit rincé (masque, gommage...).

Soins concentrés pour usage local
une goutte pure au maximum sur une toute petite zone (boutons, furoncles, acné).

Bain, douche et hygiène (soin de la bouche, des gencives et des dents)
⇨ max. 1 goutte / 7 ml (0,4 %) de gel douche. En usage bucco-dentaire : une goutte sur la brosse à dents deux fois par semaine au maximum pour blanchir les dents, ou 4 gouttes + 10 gouttes d'huile végétale dans 3 cuillères à soupe d'eau (pour réaliser un bain de bouche). Une goutte pure peut être appliquée sur un aphte.

Soins du corps
⇨ max. 1 goutte / 7 ml (0,4 %) de produit non rincé (crème, lait pour le corps...) ;
⇨ max. 1 goutte / 5 ml (0,6 %) de produit rincé (gommage pour le corps...).

Soins des cheveux et shampoing
⇨ max. 1 goutte / 7 ml (0,4 %).

L'AVIS DU PHARMACIEN

Puissant antibactérien, l'huile essentielle de tea tree est également antivirale, antifongique, anti-acarienne et antiseptique atmosphérique. Elle est très utile pour tous les types d'infections cutanées (dont l'acné et les furoncles), respiratoires, gynécologiques et intestinales, ainsi que pour les mycoses cutanées, intestinales ou vaginales.

Petit plus : elle aide à protéger la peau des brûlures induites par le soleil ou la radiothérapie (attention, elle ne possède pas d'indice de protection solaire) et stimule le système immunitaire.

POUR QUEL TYPE DE PEAU ?

✓ Problèmes de peau : mycoses, acné, furoncles, plaies, infections cutanées (gale, herpès, teigne, abcès, verrues), démangeaisons, piqûres d'insectes, brûlures induites par la radiothérapie et le soleil

✓ Peaux mixtes à grasses

✓ Peaux acnéiques, à problèmes

✓ Peaux abîmées

✓ Cheveux et cuir chevelu gras

✓ Problèmes capillaires : pellicules

✓ En prévention contre les poux

PRÉCAUTIONS D'EMPLOI

Huile essentielle facile d'utilisation, elle ne demande pas de précautions particulières aux doses recommandées en usage cutané.

Ne pas utiliser cette huile essentielle chez les enfants de moins de 8 ans, chez les femmes enceintes. Veillez à lire consciencieusement toutes les précautions générales relatives aux huiles essentielles décrites dans le chapitre « Précautions et conseils » de notre livre.

Le saviez-vous ?

Cette huile essentielle, en plus d'être utilisée pour ses vertus cosmétiques antiseptiques et anti- infectieuses, est également un conservateur naturel pour les crèmes, laits et autres préparations. Ses propriétés particulières ne s'arrêtent pas là et sont utilisées également dans les produits ménagers et domestiques comme anti-acarien, désinfectant pour les sols et les surfaces, voire même antiseptique.

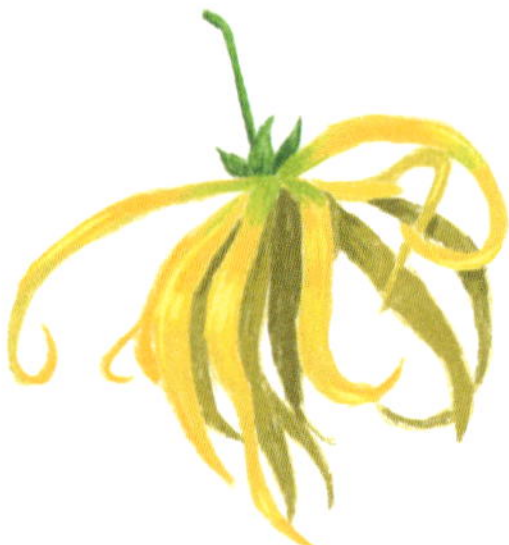

YLANG-YLANG

(Cananga odorata)

VISAGE +++ CORPS + HYGIÈNE +++ CHEVEUX +++

Cette huile essentielle, aux arômes chauds et suaves, est fréquemment utilisée en parfumerie pour son odeur si agréable et en cosmétique pour les bienfaits qu'elle apporte aux cheveux. Elle tonifie la fibre capillaire, la fait briller et ralentit la chute des cheveux. Régénératrice cutanée, elle régule également la production de sébum et convient pour tous les types de peaux.

PROPRIÉTÉS

+++ **Fortifiant capillaire** (cuir chevelu)

+++ **Régule la sécrétion de sébum** (peau et cheveux)

+++ **Tonique cutanée**

+ **Régénère les tissus**
Augmente la souplesse cutanée

+++ **Prisée par les parfumeurs**

Odeur
Suave, exotique et féminine.

COMMENT L'UTILISER ?

Soins des cheveux et shampoing
⇨ max. 1 goutte / 7 ml (0,4 %).

Soins du visage
⇨ max. 1 goutte / 10 ml (0,3 %) de produit non rincé (crème, démaquillant...) ;
⇨ max. 1 goutte / 5 ml (0,6 %) de produit rincé (masque, gommage...).

Bain, douche et hygiène (gel douche sensuel)
⇨ max. 1 goutte / 7 ml (0,4 %).

Soins du corps
⇨ max. 1 goutte / 10 ml (0,4 %) de produit non rincé (crème, lait pour le corps...) ;
⇨ max. 1 goutte / 5 ml (0,6 %) de produit rincé (gommage pour le corps...).

En cas de doute : suivez nos recettes !

+ + + SES POINTS FORTS

Soins capillaires & odeur envoûtante

L'AVIS DU PHARMACIEN

Cette huile essentielle à l'odeur exotique si caractéristique est ce que l'on appelle une huile essentielle adaptogène. Tonique physique et mental, elle peut aussi s'avérer calmante et relaxante, voire sédative. Elle est un parfait équilibrant nerveux, aide à gérer le stress, les angoisses, les cauchemars et les difficultés d'endormissement. Elle aide également à lutter contre la fatigue physique et favorise le lâcher-prise. Son odeur sensuelle aurait de plus des vertus aphrodisiaques.

POUR QUEL TYPE DE PEAU ?

✓ Peaux matures

✓ Peaux sèches

✓ Peaux ternes et sans éclat

✓ Peaux mixtes à grasses

✓ Cheveux gras

✓ Cheveux ternes et dévitalisés

✓ Problèmes capillaires : chute de cheveux

✓ Problèmes de peau : démangeaisons, vergetures

PRÉCAUTIONS D'EMPLOI

Attention, cette huile essentielle est dermocaustique. Il est important de toujours la diluer dans une huile végétale quand elle est utilisée par voie cutanée.

Ne pas utiliser cette huile essentielle chez les enfants de moins de 8 ans et chez les femmes enceintes ou allaitantes. Veillez à lire consciencieusement toutes les précautions générales relatives aux huiles essentielles décrites dans le chapitre « Précautions et conseils » de notre livre.

Le saviez-vous ?

Extraite de fleurs tropicales, cette huile essentielle est également très célèbre pour ses vertus aphrodisiaques. Elle est utilisée pour rebooster la libido et le manque de désir grâce à ses propriétés toniques. Ajoutée à une huile végétale, elle est parfaite en massage.

Huiles et beurres végétaux

Généralement obtenus par pression des graines ou des fruits, les huiles et beurres végétaux se différencient les uns des autres par leurs viscosités, leurs couleurs, leurs propriétés plus ou moins pénétrantes et, bien évidemment, leurs vertus. Leur composition en acide gras ainsi que la présence ou non de composés dits « insaponifiables » leur conférera des propriétés différentes : régénérantes, antioxydantes, protectrices, raffermissantes, etc.

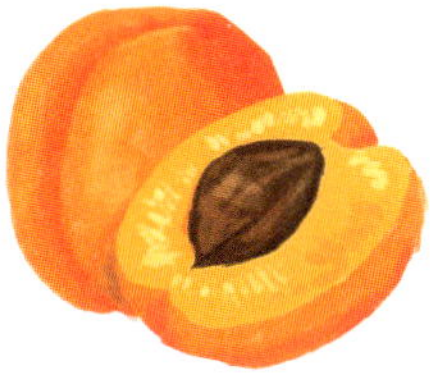

HUILE DE NOYAUX D'ABRICOTS

(*Prunus armeniaca*)

Bonne mine & illuminatrice

L'huile végétale est parfaite pour adoucir et illuminer le teint. Très fluide, elle ne laisse aucun film gras et convient pour toutes les peaux et à tous les âges. Idéale comme support pour la majorité des préparations à base d'huiles essentielles, elle est facile d'emploi et peu onéreuse.

TOUCHÉ SEC — TRÈS NOURRISSANT

Le saviez-vous ?

L'huile végétale de noyaux d'abricots possède une composition très particulière. C'est une des seules huiles végétales (avec celles de rose musquée et de carotte) à contenir du bêta-carotène (ou provitamine A) qui lui donne sa jolie couleur orangée. Cette molécule lui permet de préparer la peau au soleil et d'illuminer le teint grâce à son effet « bonne mine ».

VISAGE +++ CORPS +++ HYGIÈNE +++

PROPRIÉTÉS ET BIENFAITS

+++ Illumine le teint, effet bonne mine : contient des vitamines et du bêta-carotène
+++ Antioxydante : contient de la vitamine E et des phytostérols
+ Retarde les signes cutanés de l'âge : régénérante et revitalisante
+++ Adoucit et assouplit la peau : protège de la déshydratation
Odeur : discrète et neutre.

COMMENT L'UTILISER ?

✓ **En huile de support** pour un grand nombre de préparations à base d'huiles essentielles.
✓ **En huile de massage,** très douce, fluide et pénétrante.
✓ **S'utilise seule ou mélangée** à d'autres huiles végétales (dans des recettes).
✓ **Convient à tous les âges :** du bébé aux personnes plus mûres.

POUR QUEL TYPE DE PEAU ?

✓ Peaux ternes, fatiguées et en manque d'éclat
✓ Peaux irritées, échauffées par le soleil
✓ Peaux matures
✓ Peaux normales à sèches le plus souvent (convient aussi aux peaux mixtes à grasses)

PRÉCAUTIONS D'EMPLOI

Pas de précautions particulières. Cette huile végétale est très bien tolérée par toutes les peaux et à tous les âges. Veillez à lire les précautions générales et les règles d'hygiène au début de ce livre.

VISAGE +++ USAGE LOCAL + HYGIÈNE +++ CORPS +++ CHEVEUX +++

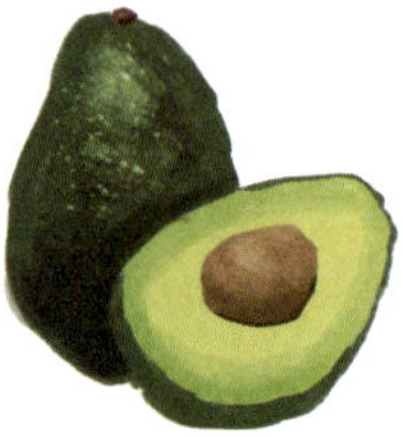

HUILE D'AVOCAT

(*Persea gratissima*)

Protectrice & assouplissante

À l'odeur neutre et à la texture agréable, cette huile végétale très assouplissante est un indispensable des cosmétiques maison. Elle répare et restructure les peaux abîmées et les cheveux cassants en leur redonnant de l'élasticité. Elle protège la peau des agressions du soleil et du froid.

TOUCHÉ SEC — TRÈS NOURRISSANT

Le saviez-vous ?

L'huile d'avocat est une des seules huiles à contenir de l'acide palmitoléique. C'est un acide gras mono-insaturé qui est un composant des tissus adipeux humains. C'est grâce à cet acide gras particulier que l'huile d'avocat protège les membranes cellulaires et fortifie le tissu cutané.

PROPRIÉTÉS ET BIENFAITS

+++ Protège la peau : : fortifie les membranes cellulaires et protège la peau des agressions extérieures (soleil, vent, froid...)
+++ Cicatrise et prévient les vergetures
+ Retarde les signes cutanés de l'âge : régénérante et restructurante
+++ Adoucit et assouplit la peau : protège de la déshydratation et redonne de l'élasticité
Odeur : discrète, comme celle de l'avocat

COMMENT L'UTILISER ?

✓ **Huile de massage anticellulite ou antivergetures**, pénétration moyennement rapide, parfaite pour un massage.
✓ **Peut s'utiliser seule pour les soins du corps** et à maximum 20 % dans les soins du visage pour éviter un « effet gras ».

POUR QUEL TYPE DE PEAU ?

✓ Peaux sèches à très sèches ou déshydratées.
✓ Peaux gercées, irritées.
✓ Peaux matures.
✓ Peaux sensibles, fines et fragiles (contour des yeux).
✓ Prévention des cicatrices, vergetures et peaux d'orange.
✓ Cheveux secs et cassants.
✓ Cheveux ternes, en manque de brillance.
✓ Chute de cheveux.

PRÉCAUTIONS D'EMPLOI

Pas de précautions particulières. Déconseillée pour les peaux mixtes ou à problèmes qu'elle risque de graisser. Veillez à lire les précautions générales et les règles d'hygiène au début de ce livre.

VISAGE +++ CORPS +++ HYGIÈNE +++ CHEVEUX +++

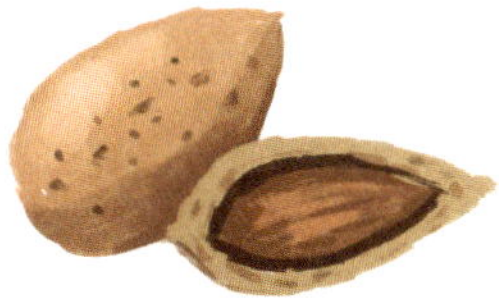

HUILE D'AMANDE DOUCE

(*Prunus amygdalus*)

Ultra-adoucissante & vergetures

Cette huile est avant tout connue pour son extrême douceur capable de prendre soin des peaux les plus fragiles (bébés et femmes enceintes). Ses propriétés ultranourrissantes, assouplissantes, protectrices et apaisantes conviennent parfaitement aux peaux les plus sèches ainsi qu'aux zones le nécessitant, comme le contour des yeux.

TOUCHÉ SEC — TRÈS NOURRISSANT

Le saviez-vous ?

Cette huile est idéale pour prévenir les vergetures pendant la grossesse ou durant un régime. Appliquée régulièrement, elle empêche l'apparition de cicatrices disgracieuses. La grande majorité des cosmétiques actuels, même les plus puissants, ne rivalisent pas avec ses propriétés nourrissantes.

PROPRIÉTÉS ET BIENFAITS

+++ Protectrice et nourrissante
+++ Adoucit et apaise : protège de la déshydratation et calme les irritations cutanées
+ Assouplit la peau et fortifie les tissus (peau et cheveux) : accélère la réparation des cellules cutanées
Odeur : légère et discrète.

COMMENT L'UTILISER ?

✓ **Huile de massage en prévention des vergetures :** pénétration moyennement rapide, parfaite pour un massage.
✓ **Démaquillant pour les yeux.**
✓ **Soins corporels des tout-petits.**
✓ **Support idéal pour les huiles essentielles** destinées aux soins du corps et du visage.

POUR QUEL TYPE DE PEAU ?

✓ Peaux sèches à très sèches ou déshydratées.
✓ Peaux délicates et fragiles (nourrissons).
✓ Problèmes de peau : démangeaisons, gerçures, crevasses, eczéma, vergetures, etc.
✓ Cheveux secs et cassants, abîmés, fourchus.
✓ Cheveux crépus, frisés et drus.
✓ Problèmes capillaires : croûtes de lait, pellicules.

PRÉCAUTIONS D'EMPLOI

Pas de précautions particulières. Déconseillée aux personnes allergiques aux amandes et aux fruits à coques chez qui elle pourrait engendrer des réactions allergiques cutanées ou systémiques. Veillez à lire les précautions générales et les règles d'hygiène au début de ce livre.

VISAGE +++ USAGE LOCAL + HYGIÈNE +++ CORPS +++ CHEVEUX +++

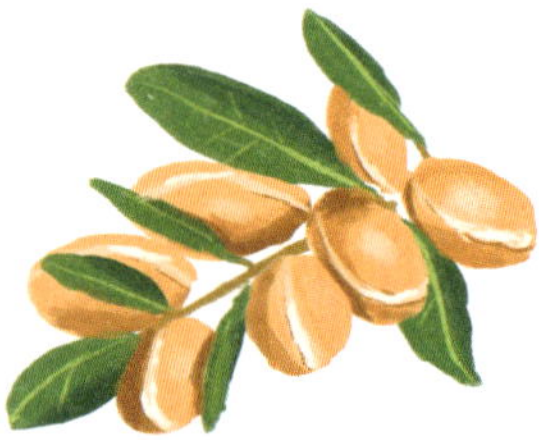

HUILE D'ARGAN

(*Argania spinosa*)

Anti-âge & raffermissante

Cette huile est idéale lorsque l'on recherche de puissantes propriétés raffermissantes, protectrices et anti-âge. Elle est parfaite pour les peaux matures et les soins antirides. Antioxydante, elle aide à neutraliser les radicaux libres responsables du vieillissement prématuré de la peau. Sa composition en fait une huile de beauté parmi les plus efficaces.

TOUCHÉ SEC — TRÈS NOURRISSANT

Le saviez-vous ?

Cette huile est extraite de l'arganier, un arbre originaire du Maroc. Très connue et très prisée dans ce pays, elle est utilisée tant dans les cosmétiques pour la peau et les cheveux que dans les préparations culinaires pour ses vertus antioxydantes et les vitamines qu'elle contient.

PROPRIÉTÉS ET BIENFAITS

+++ Antioxydante, régénérante et anti-âge : elle aide à neutraliser les radicaux libres et à lutter contre les effets du vieillissement cutané tout en maintenant l'équilibre hydrolipidique de la peau
+++ Raffermissante et assouplissante : elle redonne élasticité et souplesse à la peau
+++ Protège la peau des agressions extérieures (soleil, vent, froid...)
+ Nourrissante et cicatrisante
+ Donne de l'éclat et de la brillance aux cheveux et aux peaux ternes
+ Fortifie les ongles cassants
Odeur : chaude et délicate rappelant la noisette.

COMMENT L'UTILISER ?

✓ **Soins du visage** pour les peaux sèches ou matures.
✓ **Huile capillaire** avant shampoing.
✓ **Huile de massage bien-être :** texture fine et pénétrante.
✓ **Huile de massage** en prévention des vergetures.
✓ Seule ou en mélange avec d'autres huiles végétales.

POUR QUEL TYPE DE PEAU ?

✓ Peaux matures et ridées.
✓ Peaux sèches à très sèches.
✓ Problèmes de peau : gerçures, brûlures, vergetures, cicatrices d'acné et de varicelle.
✓ Cheveux secs, cassants, abîmés.
✓ Cheveux colorés.
✓ Cheveux ternes.
✓ Problèmes capillaires : chute de cheveux, pellicules.

PRÉCAUTIONS D'EMPLOI

Pas de précautions particulières. Cette huile végétale est très bien tolérée par toutes les peaux et à tous les âges, même si sa composition en fait une huile de choix pour les peaux matures. Veillez à lire les précautions générales et les règles d'hygiène au début de ce livre.

CORPS + CHEVEUX +++

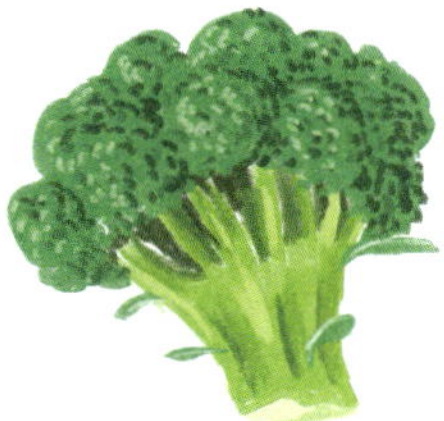

HUILE DE BROCOLI

(Brassica Oleracea Italica)

Émolliente & conditionneur capillaire

Sa spécialité : vos cheveux ! Parfait conditionneur capillaire, elle fortifie, apporte de la brillance, du volume, gaine et démêle tous les types de cheveux. Elle remplace très avantageusement les silicones contenues dans les shampoings. Elle est également adaptée aux peaux matures grâce à ses propriétés régénératrices, protectrices et émollientes.

TOUCHÉ SEC — TRÈS NOURRISSANT

Le saviez-vous ?

Originaire du sud de l'Italie, le brocoli est une variété de chou développé par les Romains sur la base du chou sauvage. Il fut ramené en France par Catherine de Médicis. L'huile végétale est extraite des graines de brocoli qui se développent à partir de ses fleurs jaunes. Elle est produite par pression à froid.

PROPRIÉTÉS ET BIENFAITS

+++ Conditionneur capillaire : propriétés démêlantes et gainantes
+++ Tonifie et renforce la fibre capillaire
+++ Nourrissante et hydratante (peau et cheveux)
Régénère les tissus cutanés
+ Protège contre les agressions extérieures (peau et cheveux)
Odeur : légère de brocoli.

COMMENT L'UTILISER ?

✓ **Soins capillaires :** après-shampoing, shampoing ou masque avant shampoing.
✓ **Crèmes protectrices et hydratantes** pour le corps.
✓ **Seule ou en mélange** avec d'autres huiles végétales.

POUR QUEL TYPE DE PEAU ?

✓ Cheveux qui s'emmêlent vite : fin, crépus, frisés, etc.
✓ Cheveux secs, cassants, abîmés.
✓ Cheveux colorés.
✓ Cheveux ternes.
✓ Convient pour tous les types de peaux.
✓ Principalement peaux sèches et irritées.

PRÉCAUTIONS D'EMPLOI

Ne pas ingérer. Cette huile végétale est très bien tolérée par toutes les peaux et à tous les âges. Veillez à lire les précautions générales et les règles d'hygiène au début de ce livre.

VISAGE +++ USAGE LOCAL +++ CORPS +++ CHEVEUX +

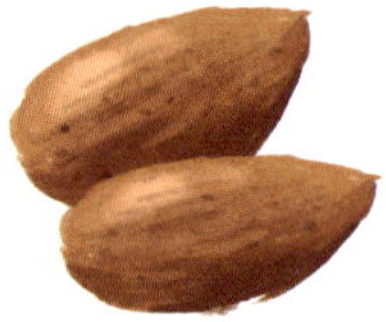

BEURRE DE CACAO

(*Theobroma cacao*)

Protecteur & anticellulite

Célèbre baume protecteur pour les lèvres, il est également reconnu pour ses propriétés anti-âge et anticellulite. Il redonne à la peau de l'élasticité et la nourrit en profondeur. Très dur à 20 °C, il apporte de la texture à vos baumes et beurres pour la peau et les cheveux.

TOUCHÉ SEC — TRÈS NOURRISSANT

Le saviez-vous ?

Ce beurre est issu des fèves, appelées « cabosses », du cacaoyer, un arbre originaire d'Amérique centrale et d'Afrique. Après fermentation et torréfaction, elles sont pressées et broyées pour obtenir d'une part le cacao en poudre, d'autre part le beurre de cacao.

PROPRIÉTÉS ET BIENFAITS

+++ Nourrit et protège (lèvres, peau et cheveux)
+++ Redonne de l'élasticité à la peau : stimule la production de collagène
+++ Apaise
+ Antioxydant et anti-âge : il neutralise les radicaux libres
+ Lutte contre la cellulite : la théobromine contenue dans le beurre de cacao favorise la lyse des graisses contenue dans les capitons
Odeur : neutre, faiblement chocolatée.

COMMENT L'UTILISER ?

✓ **Baume pour les lèvres sèches.**
✓ **Beurre de massage** en prévention des vergetures et de la cellulite.
✓ **Beurre nourrissant** pour cheveux et corps.
✓ **Sa texture très dure à froid permet d'épaissir vos beurres, gommages et baumes.** À mélanger avec d'autres huiles végétales (70 % max) pour réaliser des beurres et baumes très nourrissants. À mélanger à 10 % maximum pour épaissir les émulsions.

POUR QUEL TYPE DE PEAU ?

✓ Peaux sèches à très sèches ou déshydratées.
✓ Peaux gercées, irritées.
✓ Peaux matures.
✓ Problèmes de peau : vergetures, cellulite.
✓ Cheveux secs, abîmés et cassants.

PRÉCAUTIONS D'EMPLOI

Pas de précautions particulières. Déconseillée pour les soins du visage des peaux mixtes ou à problèmes qu'il risque de graisser (pouvant favoriser les poussées de boutons). Veillez à lire les précautions générales et les règles d'hygiène au début de ce livre.

VISAGE +++ CORPS +++

MACÉRÂT DE CAROTTE

(*Daucus carota*)

Prépare la peau au soleil

Peau terne ou en manque de soleil ? Ce macérât vitaminé vous apporte bonne mine et assouplit la peau en un clin d'œil. Idéal pour préparer sa peau au soleil et pour entretenir le bronzage. En utilisation régulière, il permet de conserver un teint hâlé plus longtemps.

TOUCHÉ SEC — TRÈS NOURRISSANT

Le saviez-vous ?

La carotte est un concentré de bêta-carotène (précurseur de la vitamine A) et de lutéine. C'est grâce à ces antioxydants que le macérât de carotte donne bonne mine et prépare la peau au soleil. Attention à ne pas confondre l'huile essentielle de carotte, qui provient des semences, et l'huile végétale de carotte, provenant de la macération de la racine, qui lui donne cette belle couleur orangée.

PROPRIÉTÉS ET BIENFAITS

+++ **Illumine le teint,** favorise et entretient le bronzage
+++ **Prépare la peau au soleil**
+ **Antioxydant et anti-âge :** il aide à neutraliser les radicaux libres
+ **Maintient l'élasticité de la peau**
+ **Combat l'acné** (grâce à la provitamine A qu'il contient)
Odeur : terreuse et discrète.

COMMENT L'UTILISER ?

✓ **Huile de préparation de la peau aux expositions solaires :** pénétrante et faiblement orangée (attention ne protège en aucun cas des UV).
✓ **Huile pour prolonger le bronzage.**
✓ **En association** avec l'huile de noyaux d'abricots et celle de rose musquée pour une peau satinée toute l'année.

POUR QUEL TYPE DE PEAU ?

✓ Peaux ternes, fatiguées, en manque d'éclat.
✓ Peaux matures.
✓ Peaux exposées au soleil.
✓ Peaux acnéiques.

PRÉCAUTIONS D'EMPLOI

Attention, le macérât de carotte peut tacher vos vêtements ou tissus. Ne protège en aucun cas des rayons du soleil. Veillez à lire les précautions générales et les règles d'hygiène au début de ce livre.

VISAGE +++ CORPS +++ CHEVEUX +++

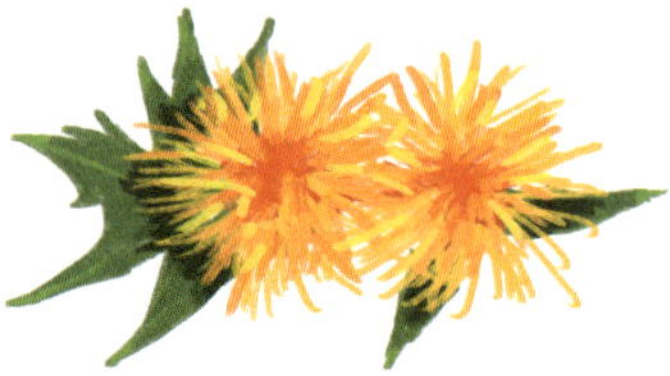

HUILE DE CARTHAME

(Carthamus tinctorius)

Stimulante & antirougeurs

Cette huile est l'alliée des peaux fatiguées ou cernées. Elle stimule, nourrit et régénère les peaux matures, fragiles et délicates. Antirougeurs, elle est idéale pour les peaux couperosées et l'acné rosacée. Également antichute, elle stimule la pousse des cheveux.

TOUCHÉ SEC — TRÈS NOURRISSANT

Le saviez-vous ?

Cette huile, très riche en vitamine K, facilite la coagulation du sang et contracte les petits capillaires sanguins. Cela lui permet de lutter efficacement contre les peaux couperosées ou sensibles aux rougeurs, et l'acné rosacée.

PROPRIÉTÉS ET BIENFAITS

+++ Vasoconstrictrice : contracte les petits vaisseaux sanguins
+++ Nourrit les cheveux, ralentit leur chute et stimule leur croissance
+ Réparatrice et nourrissante
+ Retarde les signes cutanés de l'âge : régénérante et restructurante
+ Antioxydante : elle aide à neutraliser les radicaux libres (peau et cheveux)
Odeur de céréales, légère.

COMMENT L'UTILISER ?

✓ **Soins du contour des yeux** (anticernes).
✓ **Huile et crème antirougeurs.**
✓ **Huile de massage** fluide et pénétrante.
✓ **Masques, shampoings et baumes** pour les cheveux.

POUR QUEL TYPE DE PEAU ?

✓ Peaux fatiguées (cernes et poches).
✓ Peaux couperosées et fragilisées.
✓ Peaux matures.
✓ Peaux sèches à très sèches, voire atopiques.
✓ Peaux à problèmes (acné rosacée).
✓ Problèmes de peau : troubles de la circulation sanguine cutanée, rougeurs cutanées.
✓ Cheveux et cuir chevelu secs et abîmés.
✓ Problèmes capillaires : chute de cheveux.

PRÉCAUTIONS D'EMPLOI

Pas de précautions particulières. Veillez à lire les précautions générales et les règles d'hygiène au début de ce livre.

VISAGE +++ CORPS +++ HYGIÈNE + CHEVEUX +++

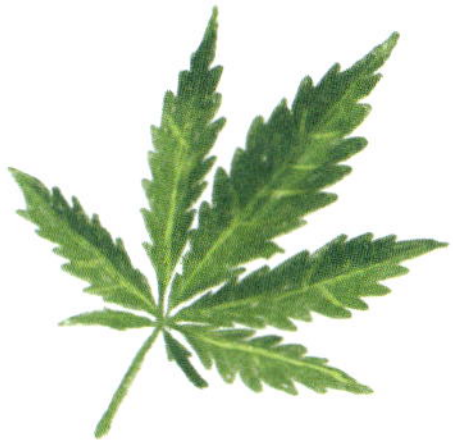

HUILE DE CHANVRE

(*Cannabis sativa*)

Ultanourrissante mais pénétrante

Très émolliente et anti-âge. Bien qu'elle soit reconnue comme l'une des huiles les plus nourrissantes pour la peau, elle n'est pas grasse (contrairement à la majorité des huiles très nourrissantes) et est absorbée sans laisser de film gras. Également parfaite pour les soins capillaires, elle est l'alliée des cheveux ternes et difficiles à coiffer.

TOUCHÉ SEC

TRÈS NOURRISSANT

Le saviez-vous ?

Loin du cliché populaire, l'huile de chanvre ne contient aucune substance psychotrope (pas de cannabinoïdes). Elle provient de variétés de chanvre ne contenant aucune de ces substances. Extraite par pression à froid des graines de cannabis, vous pouvez l'utiliser sans danger, son innocuité étant prouvée.

PROPRIÉTÉS ET BIENFAITS

+++ Protège la peau de la déshydratation : puissamment émolliente
+++ Renforce la fibre capillaire, lisse et fait briller les cheveux
+++ Réparatrice et nourrissante
+++ Anti-âge : régénérante et raffermissante
+ Assouplit et apaise la peau
+ Antioxydante : elle neutralise les radicaux libres (peau et cheveux)
Odeur : herbe coupée.

COMMENT L'UTILISER ?

✓ **Huile régénérante et nourrissante.**
✓ **Huile de massage « sèche »** au toucher, non grasse et à la pénétration rapide.
✓ **Huile après soleil.**
✓ **Shampoings et masques capillaires nourrissants** pour redonner brillance et souplesse aux cheveux ternes et emmêlés.

POUR QUEL TYPE DE PEAU ?

✓ Peaux sèches ou déshydratées.
✓ Convient pour tous les types de peaux.
✓ Peaux fatiguées.
✓ Peaux matures et/ou ridées.
✓ Peaux sensibles et enflammées, eczémateuses.
✓ Cheveux secs et abîmés.
✓ Cheveux fins, ternes, sans volume.

PRÉCAUTIONS D'EMPLOI

Pas de précautions particulières. Veillez à lire les précautions générales et les règles d'hygiène au début de ce livre.

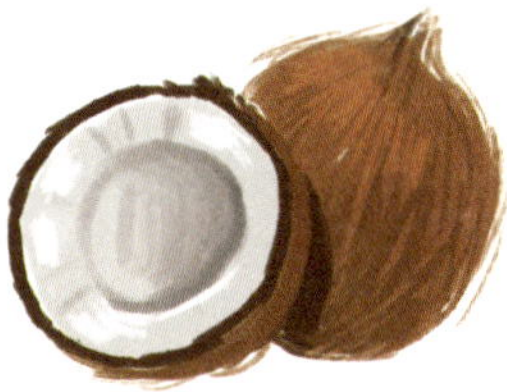

HUILE DE COCO

(Cocos nucifera)

Soin capillaire & antibactérienne

Cette huile délicieusement parfumée est incontournable pour les peaux sèches et les cheveux indisciplinés et abîmés. Ultranourrissante, elle convient néanmoins à tous les types de peaux. Elle est également reconnue pour asphyxier les poux ainsi que pour ses propriétés antibactériennes.

TOUCHÉ SEC ▼ TRÈS NOURRISSANT

> *Le saviez-vous ?*
>
> L'huile de coco apporte des propriétés moussantes et nettoyantes, et une onctuosité sans égale aux savons. Il ne faut pas la confondre avec sa consœur l'huile de coprah. Celle-ci, également utilisée en savonnerie, est extraite de la noix de coco séchée au soleil. L'huile de coco provient de la pulpe fraîche de la noix.

VISAGE +++ CORPS +++ HYGIÈNE +++ CHEVEUX +++

PROPRIÉTÉS ET BIENFAITS

+++ L'incontournable capillaire : elle redonne brillance et vigueur aux cheveux
+++ Antibactérienne : idéale pour les soins bucco-dentaires et les déodorants
+++ Ultranourrissante (peau et cheveux) : elle prévient la déshydratation
+++ Apaise, protège et adoucit la peau
+++ Elle traite les poux par asphyxie
Odeur : douce et sucrée.

COMMENT L'UTILISER ?

✓ **Baumes et beurres nourrissants.**
✓ **Préparation des savons.**
✓ **Huile de massage** en association avec d'autres huiles végétales. Bien qu'ayant une texture grasse, elle pénètre facilement.
✓ **Shampoings, baumes et masques capillaires** pour tous les cheveux secs, frisés ou crépus.
✓ **Soins bucco-dentaires.**

POUR QUEL TYPE DE PEAU ?

✓ Convient à tous les types de peaux.
✓ Peaux sèches.
✓ Peaux irritées ou abîmées.
✓ Cheveux secs et abîmés.
✓ Problèmes de peau : rougeurs ou irritations.
✓ Problèmes capillaires : poux.
✓ Cheveux crépus, frisés ou bouclés.

PRÉCAUTIONS D'EMPLOI

Pas de précautions particulières. Veillez à lire les précautions générales et les règles d'hygiène au début de ce livre. Cette huile, également appelée « beurre de coco », est solide en dessous de 25 °C : une légère chauffe au bain-marie peut être nécessaire pour la liquéfier.

VISAGE +++ CORPS +++ HYGIÈNE + CHEVEUX +++

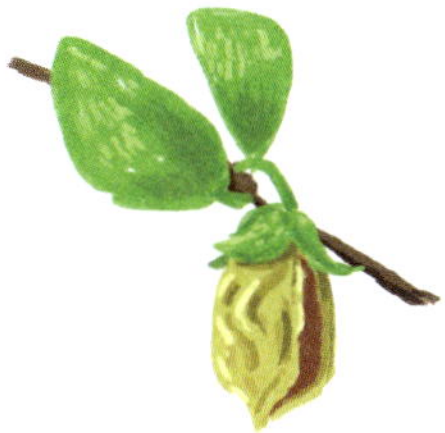

HUILE DE JOJOBA

(*Simmondsia chinensis*)

Régule la production de sébum

Célèbre pour réguler la production de sébum des peaux grasses, l'huile de jojoba est tout aussi capable de nourrir les peaux sèches. Très fluide, elle ne laisse aucun film gras. C'est également un soin capillaire à elle seule, aidant à traiter les problèmes de cuir chevelu gras.

TOUCHÉ SEC — TRÈS NOURRISSANT

Le saviez-vous ?

L'huile de jojoba est en fait une cire liquide et non une huile, dont la composition se rapproche du sébum humain. Sa composition la protège de l'oxydation, cette huile végétale se conserve donc exceptionnellement bien. C'est un élément indispensable de la cosmétique naturelle.

PROPRIÉTÉS ET BIENFAITS

+++ Régule la sécrétion de sébum (peau et cheveux)
+++ Protectrice (peau et cheveux) : protège des intempéries (vent, froid...) et du vieillissement cutané
++ Redonne brillance et vigueur aux cheveux
+ Nourrit et adoucit la peau : restaure le film hydrolipidique cutané
+ Soin anti-âge : raffermit et assouplit les tissus
Odeur : neutre.

COMMENT L'UTILISER ?

✓ **Huile hydratante et équilibrante** pour peaux mixtes et grasses.
✓ **Huile de massage** non grasse très pénétrante et satinée.
✓ **Shampoings, baumes et masques capillaires** pour redonner de la brillance et réparer les cheveux fins et secs ou pour réguler les cuirs chevelus gras.
✓ **S'utilise seule ou en association** avec d'autres huiles végétales.

POUR QUEL TYPE DE PEAU ?

✓ Convient pour tous les types de peaux, notamment les peaux grasses dont elle régulera la production de sébum.
✓ Peaux agressées, irritées, gercées, sensibles.
✓ Peaux matures.
✓ Cheveux gras.
✓ Cheveux ternes en manque d'éclat.
✓ Cheveux fins, secs, cassants, fourchus.

PRÉCAUTIONS D'EMPLOI

Pas de précautions particulières. Veillez à lire les précautions générales et les règles d'hygiène au début de ce livre.

CORPS +++ HYGIÈNE + CHEVEUX +++

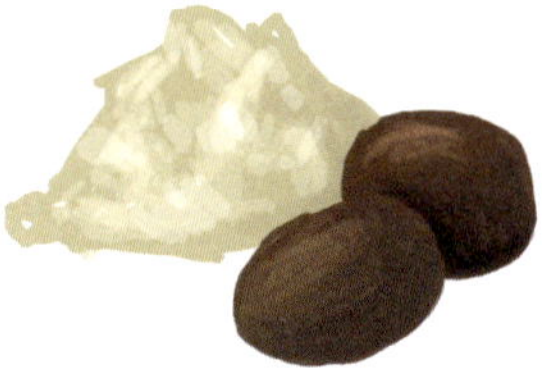

BEURRE DE KARITÉ

(Butyrospermum parkii)

Ultranourrissant et protecteur

Nourrissant, apaisant et cicatrisant, il protège la peau et les cheveux des agressions du climat (soleil, vent, froid, etc.). Convient à toute peau sèche, abîmée ou irritée, et même celles des tout-petits. Il est également parfait pour les cheveux crépus qu'il discipline et nourrit en profondeur.

TOUCHÉ SEC — TRÈS NOURRISSANT

Le saviez-vous ?

Le beurre de karité, au même titre que le beurre de cacao, peut servir d'épaississant pour toutes vos huiles végétales. Il peut aisément remplacer un texturisant pour phases huileuses, comme la cire d'abeille, en apportant en plus à la préparation toutes ses propriétés.

PROPRIÉTÉS ET BIENFAITS

+++ Nourrissante (peau et cheveux)
+++ Protectrice : contre les UV (protection partielle, ne remplace en aucun cas une protection solaire) et les agressions extérieures
+++ Nourrit, redonne de la brillance aux cheveux secs et ternes
+ Apaise et cicatrice la peau
+ Soin anti-âge : régénère les tissus
+ Maintient le bronzage et prévient des allergies au soleil
+ Légèrement anti-inflammatoire : grâce aux insaponifiables qu'il contient
Odeur : neutre

COMMENT L'UTILISER ?

✓ **Beurre nourrissant ou de massage :** peut s'utiliser seul et se chauffer légèrement au bain-marie pour liquéfaction. En association avec d'autres huiles végétales à une concentration de 10 à 90 % en fonction de la texture souhaitée.
✓ **Baume à lèvres.**
✓ **Crème pour mains gercées et crevassées.**
✓ **Entre dans la composition de baumes et beurres** pour les peaux fragiles des enfants.
✓ **Shampoings, baumes et masques capillaires** pour les cheveux crépus ou secs et cassants.

POUR QUEL TYPE DE PEAU ?

✓ Peaux sèches et déshydratées.
✓ Peaux irritées, gercées, abîmées.
✓ Peaux matures.
✓ Peaux des bébés.
✓ Peaux exposées au soleil.
✓ Peau à problèmes : vergetures, démangeaisons, eczéma, etc.
✓ Cheveux ternes et cassants.
✓ Cheveux colorés.
✓ Cheveux crépus, fourchus.

PRÉCAUTIONS D'EMPLOI

Pas de précautions particulières. Veillez à lire les précautions générales et les règles d'hygiène au début de ce livre. Prudence chez les personnes allergiques aux fruits à coques ou au latex.

VISAGE +++ CORPS +++ HYGIÈNE + CHEVEUX +++

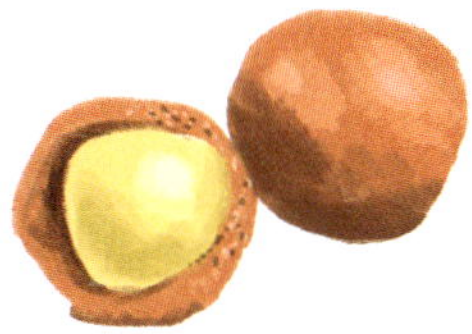

HUILE DE MACADAMIA

(Macadamia integrifolia)

Anticellulite & hydratante

Cette huile est principalement connue pour ses puissantes vertus hydratantes. Elle est souvent comparée à l'amande douce pour sa polyvalence. Elle facilite en plus la micro-circulation cutanée et sera donc la meilleure alliée des peaux sèches et couperosées. Cette propriété la rend également intéressante pour la cellulite et les soins minceurs.

TOUCHÉ SEC — TRÈS NOURRISSANT

Le saviez-vous ?

Cette huile est également utilisée en cuisine. Son goût proche de celui de la noisette ou de la noix grillée donnera une touche originale à vos plats et éveillera les papilles de vos invités.

PROPRIÉTÉS ET BIENFAITS

+ Facilite la micro-circulation (cellulite)
+++ Adoucissante et hydratante (peau, cheveux et ongles) : elle restaure le film hydrolipidique cutané
+++ Très pénétrante, elle ne laisse pas de film gras
+++ Protège les cheveux des agressions climatiques (vent, soleil, froid)
+ Anti-âge et antioxydante : protège les lipides des cellules de la peau de l'oxydation grâce à l'acide palmitoléique
Odeur : proche de celle de la noisette grillée.

COMMENT L'UTILISER ?

✓ **Huile hydratante de massage** du visage ou du corps, très pénétrante et à l'odeur délicieuse.
✓ **Démaquillant** pour le visage et les yeux.
✓ **Shampoings, baumes et masques capillaires** pour cheveux secs ou colorés.

POUR QUEL TYPE DE PEAU ?

✓ Peaux sensibles, couperosées.
✓ Peaux très déshydratées.
✓ Convient pour tous les types de peaux.
✓ Problèmes de peau : vergetures, crevasses, gerçures, varices, etc.
✓ Cheveux secs et abîmés.
✓ Cheveux colorés.

PRÉCAUTIONS D'EMPLOI

Attention, les personnes sensibles ou allergiques aux fruits à coques ne doivent pas utiliser cette huile. Veillez à lire les précautions générales et les règles d'hygiène au début de ce livre.

VISAGE +++ CORPS +++ HYGIÈNE +

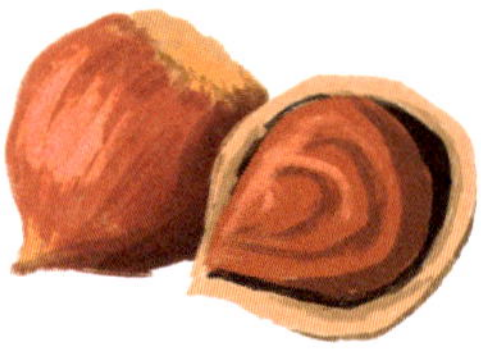

HUILE DE NOISETTE

(Corylus avellana)

Purifiante & régulatrice

C'est la meilleure amie des peaux mixtes, grasses et à problèmes. Légère, hydratante et adoucissante, elle régule efficacement l'excès de sébum et vient à bout des points noirs. Non grasse, elle constitue une huile neutre parfaite pour les massages à base d'huiles essentielles.

TOUCHÉ SEC — TRÈS NOURRISSANT

PROPRIÉTÉS ET BIENFAITS

+ Favorise l'élimination des points noirs
+++ Régule la sécrétion de sébum : bienfaits anticomédogènes
+++ Pénétrante, elle ne laisse aucun film gras
+++ Hydratante : elle restaure le film hydrolipidique et prévient la déshydratation
+ Adoucissante (peau et cheveux)
Odeur délicate de noisette.

COMMENT L'UTILISER ?

✓ **Huile hydratante pour le visage** pour les peaux mixtes et grasses.
✓ **Huile de massage** fluide et pénétrante. Elle laisse la peau satinée sans résidu gras.
✓ **Base non grasse** pour des synergies d'huiles essentielles.

POUR QUEL TYPE DE PEAU ?

✓ Célèbre pour des peaux mixtes, grasses et à problèmes.
✓ Problèmes de peau : acné, points noirs, vergetures.
✓ Peut convenir à tous les types de peaux.
✓ Peaux déshydratées, fragiles et couperosées.

PRÉCAUTIONS D'EMPLOI

Attention, les personnes sensibles ou allergiques aux fruits à coques ne doivent pas utiliser cette huile. Veillez à lire les précautions générales et les règles d'hygiène au début de ce livre.

Le saviez-vous ?

Il s'agit d'une des huiles qui contient le plus d'acides gras essentiels à notre organisme. Elle peut être utilisée tant dans vos préparations culinaires (froides uniquement) qu'en cosmétique.

VISAGE +++ USAGE LOCAL +++ HYGIÈNE + CORPS +++ CHEVEUX +++

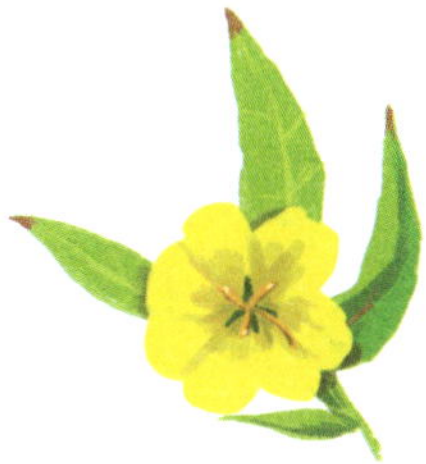

HUILE D'ONAGRE

(Oenothera biennis)

Anti-âge & anti-inflammatoire

Superbe huile anti-âge, c'est l'une des meilleures alliées des peaux matures. Elle les protège grâce à ses antioxydants, les hydrate et facilite le renouvellement des cellules. Ses vertus anti-inflammatoires, grâce à l'acide linolénique, aident à apaiser les rougeurs et à soulager les irritations. Elle est également idéale pour fortifier les ongles cassants.

TOUCHÉ SEC

TRÈS NOURRISSANT

Le saviez-vous ?

L'onagre est l'une des huiles préférées des femmes aux peaux matures. Elle est riche en acide gamma-linolénique, un acide gras insaturé : cet oméga 6 est appelé « essentiel », c'est-à-dire un acide gras qui ne peut pas être synthétisé par le corps et qui doit provenir exclusivement de l'alimentation. L'onagre peut également être consommée sous forme de capsules d'huile.

PROPRIÉTÉS ET BIENFAITS

+++ **Soin anti-âge :** restructurante, régénérante et antirides
+ **Antioxydant :** lutte contre les radicaux libres
+++ **Apaisante :** grâce à son effet potentiellement anti-inflammatoire, elle calme les irritations et rougeurs
+++ **Fortifie les ongles et cheveux cassants**
+ **Adoucissante et assouplissante**
+ **Protège des agressions extérieures** (intempéries, soleil...)
Odeur : forte qui peut être rance.

COMMENT L'UTILISER ?

✓ **Huile de massage** pour les ongles cassants en synergie avec l'huile essentielle de citron.
✓ **En soin du visage** pour les peaux matures et desséchées en synergie avec les huiles essentielles de carotte ou de bois de rose.
✓ **En bain d'huile** avant shampoing pour les cheveux secs et abîmés.

POUR QUEL TYPE DE PEAU ?

✓ Peaux matures.
✓ Peaux sèches, irritées ou gercées.
✓ Peaux sensibles et fragiles.
✓ Problèmes de peau inflammatoires.
✓ Cheveux et ongles secs, cassants et abîmés.

PRÉCAUTIONS D'EMPLOI

Pas de précautions particulières. Veillez à lire les précautions générales et les règles d'hygiène au début de ce livre.

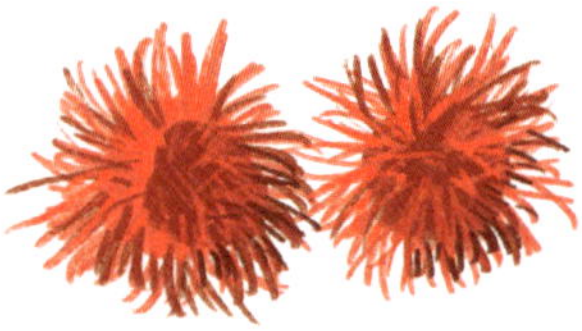

HUILE DE RICIN

(*Ricinus communis*)

Anti-infectieuse & beauté capillaire

Cette huile est unique de par sa teneur en un acide gras très spécifique : l'acide ricinoléique. D'une densité et d'une viscosité exceptionnelles, elle est presque irremplaçable pour les soins des ongles et cheveux cassants, le soin des cils et la confection de maquillages. L'acide gras ricinoléique est également purifiant et empêche le développement des mycoses et des bactéries au niveau cutané.

TOUCHÉ SEC — TRÈS NOURRISSANT

Le saviez-vous ?

La composition de cette huile est unique et inhabituelle, ce qui lui vaut d'être reconnue pour avoir des propriétés à la fois médicales et cosmétiques. Composée à 90 % d'acide ricinoléique (acide gras mono-insaturé), c'est l'huile la plus visqueuse et la plus dense.

VISAGE + USAGE LOCAL +++ HYGIÈNE + CORPS +++ CHEVEUX +++

PROPRIÉTÉS ET BIENFAITS

+++ Renforce les cheveux, les cils, les sourcils
+++ Renforce les ongles
+++ Très émolliente
+++ Purifie la peau : anti-infectieuse et antifongique
+++ Estompe les taches brunes (masque de grossesse, visage, mains)
Odeur : neutre, légèrement sucrée.

COMMENT L'UTILISER ?

✓ **Huile pour les ongles cassants** en synergie avec l'huile d'onagre et l'huile essentielle de citron.
✓ **Soin local antitaches** en synergie avec l'huile essentielle de carotte.
✓ **Shampoings, baumes et masques capillaires** pour cheveux secs et cassants.
✓ **Excellente base** pour de nombreux maquillages (rouges à lèvres, mascaras, soins des cils).

POUR QUEL TYPE DE PEAU ?

✓ Peaux sèches.
✓ Peaux sensibles et irritées.
✓ Peaux matures, taches brunes.
✓ Peaux grasses à problèmes.
✓ Problèmes de peau : acné infectée, gerçures, crevasses, mycoses.
✓ Cheveux secs, abîmés, crépus.
✓ Ongles cassants, dédoublés et abîmés.
✓ Soin des cils et des sourcils.

PRÉCAUTIONS D'EMPLOI

Pas de précautions particulières. Veillez à lire les précautions générales et les règles d'hygiène au début de ce livre.

VISAGE +++ USAGE LOCAL + CORPS +++

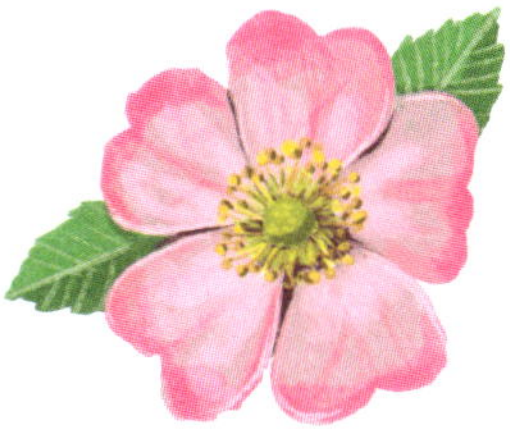

HUILE DE ROSE MUSQUÉE

(*Rosa rubiginosa*)

Anti-âge & huile de beauté

Très concentrée en acides gras essentiels et en caroténoïdes, c'est l'huile de beauté par excellence. Elle accélère la régénération des cellules de l'épiderme, ce qui permet de ralentir le processus de vieillissement et favorise la cicatrisation. Sa belle couleur orangée vous apportera une bonne mine et un teint hâlé et lumineux toute l'année.

TOUCHÉ SEC

TRÈS NOURRISSANT

Le saviez-vous ?

Le rosier muscat (*Rosa rubiginosa*) est un arbuste épineux qui pousse en Amérique du Sud. Il aime les climats humides et donne une fleur de couleur rose ou blanche, la rose musquée. L'huile de rose musquée est issue du pressage à froid des graines de la fleur. Il ne faut pas la confondre avec l'huile essentielle de rose de Damas qui provient d'un autre arbuste, le *Rosa damescena*.

PROPRIÉTÉS ET BIENFAITS

+++ Puissamment réparatrice et cicatrisante
+++ Soins anti-âge et antirides : régénérante, liftante et revitalisante
+++ Prévient et traite cicatrices et vergetures
+++ Estompe les cicatrices d'acné, les taches cutanées
+ Nourrissante et émolliente : elle protège la peau de la déshydratation
Odeur : discrète et végétale.

COMMENT L'UTILISER ?

✓ **Huile réparatrice et anti-âge** pour le visage.
✓ **Huile de massage** pour traiter cicatrices et vergetures en synergie avec l'huile d'avocat : à utiliser deux fois par jour. Cette synergie atténuera plus facilement les cicatrices récentes.
✓ **Peut s'utiliser dans tout type de cosmétique**, mais son prix et son efficacité en font un soin de choix pour le visage et les cicatrices.

POUR QUEL TYPE DE PEAU ?

✓ Peaux sèches, abîmées et sensibles.
✓ Peaux matures, rides, taches de vieillesse.
✓ Vergetures, cicatrices même anciennes.
✓ Convient à tous les types de peaux.

PRÉCAUTIONS D'EMPLOI

Attention, cette huile orangée peut tacher les tissus. Veillez à lire les précautions générales et les règles d'hygiène au début de ce livre.

Hydrolats

Tout comme les huiles essentielles, les hydrolats sont le fruit de la distillation de plantes. Il s'agit de la vapeur d'eau qui a traversé la plante lors de la distillation puis qui a été récupérée par condensation. L'hydrolat est alors chargé avec les principes actifs de la plante qui sont solubles dans l'eau. Beaucoup moins concentrés qu'une huile essentielle, les hydrolats sont très bien tolérés par tous les types de peaux. Ils peuvent s'utiliser purs comme toniques, ou remplacer très favorablement l'eau dans vos réalisations de cosmétiques.

VISAGE +++ CORPS +++ HYGIÈNE +++ CHEVEUX +++

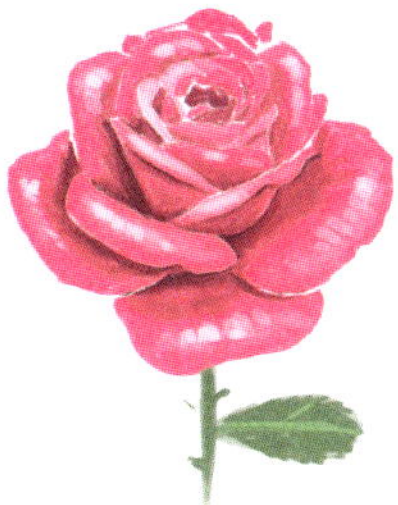

ROSE

Tonifiante & antirides

Également connu sous le nom d'« eau de rose », ses propriétés et son odeur subtile le rendent indispensable en cosmétique. Tonifiant et régénérant, c'est l'un des hydrolats les plus actifs contre les rides. À utiliser seul ou dans tous vos cosmétiques.

Le saviez-vous ?

La rose est également connue pour équilibrer et harmoniser les émotions et peut être utilisée pour retrouver la paix intérieure.

PROPRIÉTÉS ET BIENFAITS

+++ Antirides
+++ Réveille le teint, tonifiant
+ Rafraîchissant
+ Apaisant
+++ Parfumant

COMMENT L'UTILISER ?

✓ **Comme phase aqueuse** dans vos émulsions.
✓ **Base** pour les gels et les toniques.
✓ **Entre dans la composition de parfums.**
✓ **Pur** sur un tissu ou en vaporisateur pour tonifier et rafraîchir le visage.

POUR QUEL TYPE DE PEAU ?

✓ Peaux matures.
✓ Peaux sensibles et réactives.
✓ Couperose et peaux irritées.

PRÉCAUTIONS D'EMPLOI

Pas de précautions particulières.
Si vos hydrolats contiennent des ingrédients acides destinés à leur meilleure conservation (acide déhydroacétique, par exemple), il peut être nécessaire d'adapter leur pH avec du bicarbonate de soude lors de la réalisation d'émulsions (voir nos recettes).
Veillez à lire les précautions générales et les règles d'hygiène au début de ce livre.

VISAGE +++ HYGIÈNE +++ CORPS +++ CHEVEUX +++

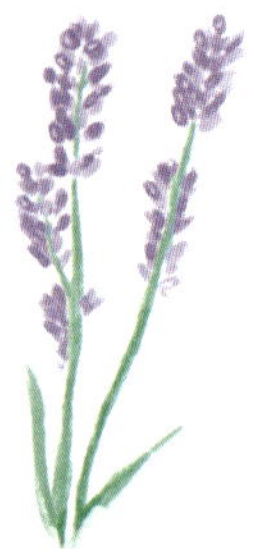

LAVANDE

Purifiante & régulatrice

Au même titre que l'huile essentielle de lavande, dont il mime les propriétés tout en étant beaucoup plus doux, l'hydrolat de lavande apaise, cicatrise et adoucit les peaux sensibles. Il purifie également les peaux les plus grasses.

Le saviez-vous ?

En usage vétérinaire, cet hydrolat aide à repousser puces et autres hôtes indésirables de nos chers compagnons. Moins concentré en principes actifs que l'huile essentielle, il ne présente aucun danger lorsqu'il est vaporisé sur les poils.

PROPRIÉTÉS ET BIENFAITS

+++ Apaisant (il calme les peaux irritables)
+++ Favorise la cicatrisation
+++ Resserre les pores de la peau et aide les peaux à problèmes : astringent et purifiant
+++ Lutte contre les rougeurs, peau échauffée : anti-inflammatoire
+ Rafraîchissant
+ Parfumant
+++ Répulsif pour les poux

COMMENT L'UTILISER ?

✓ **Comme phase aqueuse** de vos émulsions.
✓ **Base** pour les gels et les toniques.
✓ **Entre dans la composition de parfums.**
✓ **Pur** sur un tissu ou en vaporisateur pour adoucir et rafraîchir le visage.
✓ **En application journalière sur le cuir chevelu** (pur ou en shampoing), il aidera à repousser les poux.

POUR QUEL TYPE DE PEAU ?

✓ Peaux mixtes et grasses, acné.
✓ Coups de soleil et petites brûlures.
✓ Peaux irritées.
✓ Peaux sensibles ou fragiles.
✓ Piqûres d'insectes.
✓ Cicatrices.
✓ Cheveux et cuir chevelu gras.

PRÉCAUTIONS D'EMPLOI

Pas de précautions particulières. Si vos hydrolats contiennent des ingrédients acides destinés à leur meilleure conservation (acide déhydroacétique, par exemple), il peut être nécessaire d'adapter leur pH avec du bicarbonate de soude lors de la réalisation d'émulsions (voir nos recettes). Veillez à lire les précautions générales et les règles d'hygiène au début de ce livre.

VISAGE +++ CORPS +++ HYGIÈNE +++ CHEVEUX +++

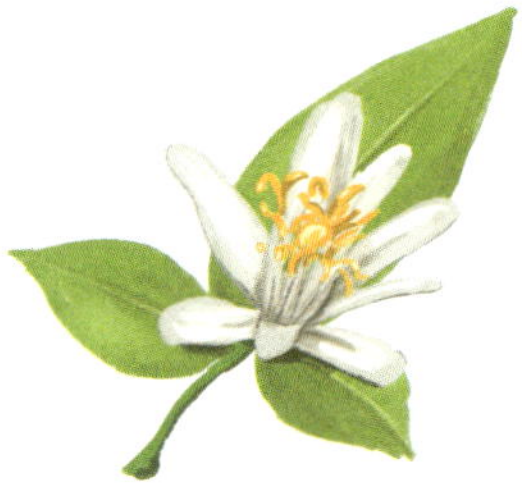

FLEUR D'ORANGER

Éclaircissante & régénérante

Il redonne de l'éclat à la peau et régénère les tissus cutanés (l'un des meilleurs hydrolats anti-âge). Il uniformise le teint et apporte de la lumière. Cet hydrolat est également connu pour ses propriétés délassantes exceptionnelles.

Le saviez-vous ?

La fleur d'oranger est issue d'un arbuste épineux, le bigaradier, aussi appelé « oranger amer ». De cet arbre proviennent également trois huiles essentielles : le petit grain, le néroli et l'orange amère. Il ne faut pas le confondre avec l'oranger qui, lui, produit l'huile essentielle d'orange douce. Très bon antistress, son odeur apaise les tensions, calme les angoisses et favorise le sommeil des petits et des grands. En vaporisation sur les oreillers et le linge de maison, c'est l'apaisant parfait pour toute la famille.

PROPRIÉTÉS ET BIENFAITS

+++ **Soins anti-âge :** régénérant
+++ **Éclaircissant et éclairant,** uniformise le teint
+++ **Rafraîchissant et apaisant**
+ **Tonique et astringent**
+++ **Parfumant**

COMMENT L'UTILISER ?

✓ **Comme phase aqueuse** de vos émulsions.
✓ **Base** pour les gels et les toniques.
✓ **Pur** sur un tissu ou en vaporisateur pour rafraîchir et éclaircir le teint.
✓ **En vaporisation** sur le linge et les tissus de maison pour son odeur irrésistible.

POUR QUEL TYPE DE PEAU ?

✓ Peaux ternes et fatiguées.
✓ Peaux sensibles.
✓ Peaux matures.
✓ Convient à tous les types de peaux.
✓ Peaux des bébés et des enfants.

PRÉCAUTIONS D'EMPLOI

Pas de précautions particulières.
Si vos hydrolats contiennent des ingrédients acides destinés à leur meilleure conservation (acide déhydroacétique, par exemple), il peut être nécessaire d'adapter leur pH avec du bicarbonate de soude lors de la réalisation d'émulsions (voir nos recettes).
Veillez à lire les précautions générales et les règles d'hygiène au début de ce livre.

VISAGE +++ USAGE LOCAL +++ HYGIÈNE + CORPS +++ CHEVEUX +

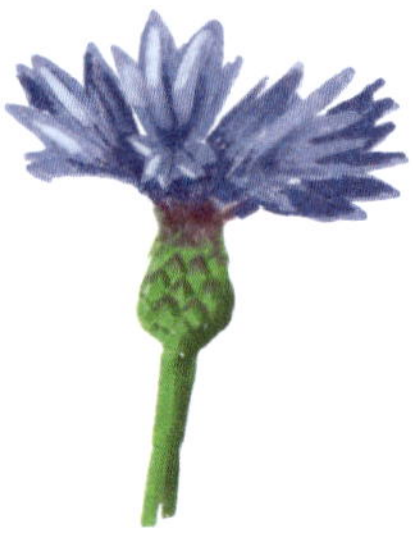

BLEUET

Décongestionnant & apaisant

Le plus célèbre des hydrolats pour ses vertus décongestionnantes et anticernes. Très utile dans la composition de démaquillants pour les yeux, il est aussi idéal en après-soleil et pour les peaux ultrasensibles du fait de ses propriétés anti-inflammatoires. Il apaise, purifie et régénère la peau.

Le saviez-vous ?

Votre bébé a une conjonctivite ou une irritation oculaire ? Appelé aussi « casse-lunette », l'hydrolat de bleuet sera votre meilleur allié pour soulager et dégonfler ses yeux et ses paupières. Appliquez sur une compresse stérile l'équivalent d'une cuillère à soupe d'hydrolat de bleuet et tamponnez délicatement les paupières de votre enfant. Attention, n'utilisez pas dans ce cas d'hydrolat contenant un conservateur acide et demandez conseil à votre pharmacien.

PROPRIÉTÉS ET BIENFAITS

+++ Apaisant : anti-inflammatoire, il soulage les rougeurs et irritations
+++ Contre les cernes, les yeux rouges, gonflés ou fatigués : décongestionnant oculaire
+ Purifie la peau : antiseptique
+ Rafraîchissant
+ Éclaircissant
+ Soins anti-âge : régénérant
+ Tonifie et revitalise la peau : astringent

COMMENT L'UTILISER ?

✓ **Comme phase aqueuse** de vos émulsions.
✓ **Base** pour les gels et les toniques.
✓ **Pur** sur un tissu ou en vaporisateur pour apaiser et décongestionner le visage et les yeux.
✓ **En compresses** pour décongestionner les yeux irrités et gonflés.

POUR QUEL TYPE DE PEAU ?

✓ Yeux irrités, gonflés ou fatigués.
✓ Peaux sensibles et réactives.
✓ Peaux sèches.
✓ Peaux matures.
✓ Problèmes de peau : irritations.

PRÉCAUTIONS D'EMPLOI

Pas de précautions particulières.
Si vos hydrolats contiennent des ingrédients acides destinés à leur meilleure conservation (acide déhydroacétique, par exemple), il peut être nécessaire d'adapter leur pH avec du bicarbonate de soude lors de la réalisation d'émulsions (voir nos recettes).
Veillez à lire les précautions générales et les règles d'hygiène au début de ce livre.

VISAGE +++ USAGE LOCAL +++ HYGIÈNE +++ CORPS +++ CHEVEUX +++

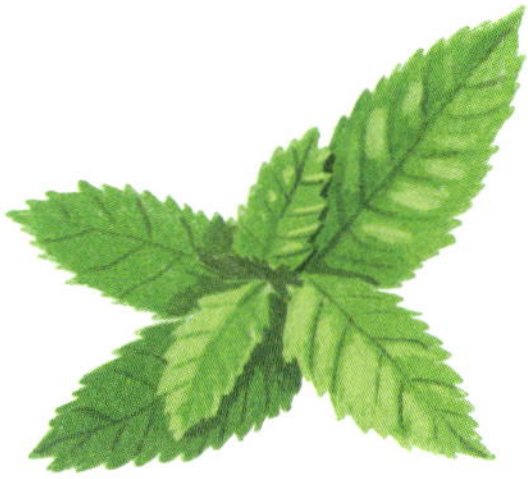

MENTHE POIVRÉE

Rafraîchissante & tonifiante

Cet hydrolat rafraîchit, apaise et tonifie la peau. Il aide également à limiter la transpiration. Son « effet frais » et son odeur mentholée conviennent parfaitement en été pour rafraîchir et purifier visage, corps et cuir chevelu gras.

Le saviez-vous ?

La menthe poivrée est une plante hybride. Elle est issue d'un croisement spontané entre la menthe aquatique (*Mentha aquatica*) et la menthe verte (*Mentha spicata*). L'hydrolat, moins puissant que l'huile essentielle et ne contenant pas les mêmes molécules aromatiques, ne possède pas un effet « glaçon » aussi important.

PROPRIÉTÉS ET BIENFAITS

+++ **Rafraîchissant :** illumine le teint
+++ **Purifie la peau et le cuir chevelu :** antiseptique et antibactérien
+++ **Tonifie et revitalise la peau :** astringent et vasoconstricteur
+++ **Apaisant**
+++ **Aide à la régulation de la transpiration**

COMMENT L'UTILISER ?

✓ **Comme phase aqueuse** de vos émulsions.
✓ **Base** pour les gels et les toniques.
✓ **En lotion rafraîchissante** pour le cuir chevelu.
✓ **En vaporisation** pour atténuer la transpiration des pieds et des aisselles.

POUR QUEL TYPE DE PEAU ?

✓ Peaux et cuir chevelu gras.
✓ Transpiration abondante.
✓ Problèmes de peau : irritations, démangeaisons, brûlures, coups de soleil, etc.
✓ Peaux ternes et fatiguées.
✓ Peaux irritées.
✓ Peaux matures.

PRÉCAUTIONS D'EMPLOI

Éviter les zones très sensibles : yeux, muqueuses, etc. Si vos hydrolats contiennent des ingrédients acides destinés à leur meilleure conservation (acide déhydroacétique, par exemple), il peut être nécessaire d'adapter leur pH avec du bicarbonate de soude lors de la réalisation d'émulsions (voir nos recettes). Veillez à lire les précautions générales et les règles d'hygiène au début de ce livre.

VISAGE +++ USAGE LOCAL +++ HYGIÈNE +++ CORPS +++ CHEVEUX +++

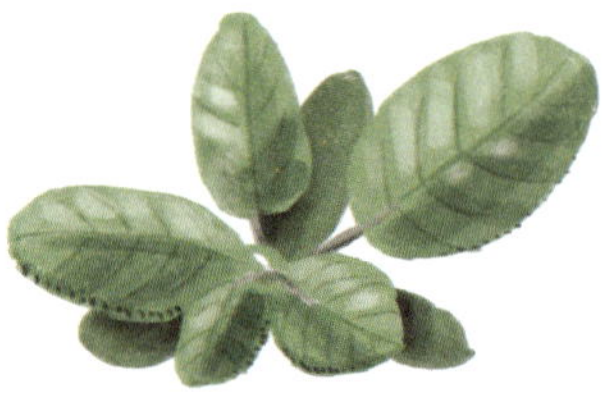

SAUGE

Équilibrante & purifiante

Hydrolat aux très nombreuses vertus, il est utilisé depuis longtemps en cosmétique pour ses propriétés régénérantes, antioxydantes, purifiantes et équilibrantes. Parfait pour les peaux et cuirs chevelus gras, il régule la production de sébum et la transpiration.

Le saviez-vous ?

L'huile essentielle de sauge officinale ne peut être vendue qu'en pharmacie à cause de ses propriétés médicinales très puissantes. Cependant, l'hydrolat de sauge officinale est disponible en vente libre. À ne pas confondre avec l'huile essentielle de sauge sclarée qui, elle, n'est pas réservée au monopole pharmaceutique.

PROPRIÉTÉS ET BIENFAITS

+++ **Purifie la peau :** antiseptique
+++ **Équilibre la sécrétion de sébum**
+ **Antioxydant :** combat les radicaux libres
+ **Soins anti-âge :** régénère les tissus
+++ **Aide à la régulation de la transpiration**
+++ **Tonifie :** astringent
+++ **Embellit et revitalise les cheveux**

COMMENT L'UTILISER ?

✓ **Comme phase aqueuse** de vos émulsions.
✓ **Base** pour les gels et les toniques.
✓ **Lotion tonique capillaire** pour les cuirs chevelus gras et les cheveux ternes en manque de brillance.
✓ **Lotion fortifiante capillaire** en complément d'un traitement antichute.
✓ **Dans vos déodorants** en crème ou en vaporisation contre la transpiration abondante des pieds et des aisselles.

POUR QUEL TYPE DE PEAU ?

✓ Peaux grasses et mixtes.
✓ Cuir chevelu et cheveux gras.
✓ Transpiration excessive.
✓ Peaux fatiguées.
✓ Peaux matures.
✓ Cheveux ternes, en manque de brillance.
✓ Chute de cheveux.

PRÉCAUTIONS D'EMPLOI

Déconseillé en cas de mastose ou de cancer hormonodépendant.
Si vos hydrolats contiennent des ingrédients acides destinés à leur meilleure conservation (acide déhydroacétique, par exemple), il peut être nécessaire d'adapter leur pH avec du bicarbonate de soude lors de la réalisation d'émulsions (voir nos recettes).
Veillez à lire les précautions générales et les règles d'hygiène au début de ce livre.

Argiles et poudres

Indispensables pour réaliser en un clin d'œil, masques, shampoings secs ou gommages, les argiles, de par leurs propriétés absorbantes et purifiantes, illuminent le teint, éliminent les toxines et resserrent les pores de la peau. Elles se combinent également très bien aux poudres de noyaux, de coques ou de pépins pour former des gommages aux propriétés exfoliantes variées.

VISAGE +++ CHEVEUX +++

ARGILE ROUGE

Tonifiante & bonne mine

Cette argile illumine instantanément et donne un coup d'éclat aux teints ternes. Riche en oligoéléments, c'est l'argile « bonne mine » par excellence. Elle est idéale en masque pour le visage, également pour les peaux couperosées, sensibles et réactives, dont elle va atténuer les rougeurs.

> *Le saviez-vous ?*
>
> Riche en oxyde de fer et en oligoéléments, l'argile rouge est reconnue pour améliorer la circulation sanguine. Elle est donc la meilleure alliée des peaux couperosées et sujettes aux rougeurs. C'est pour ses propriétés particulières qu'elle était autrefois utilisée par Cléopâtre pour ses soins quotidiens.

PROPRIÉTÉS ET BIENFAITS

+++ Illuminatrice
+++ Décongestionnante et tonifiante : elle améliore la circulation sanguine
+++ Adsorbante : elle capte les toxines et polluants à la surface de la peau pour la détoxifier en profondeur
+ Purifiante et nettoyante (peau et cheveux) : absorbe l'excès de sébum
+ Matifie le teint

COMMENT L'UTILISER ?

✓ **En masque** « bonne mine » et antirougeurs pour le visage, mélangée avec un hydrolat (ou de l'eau) et un peu d'huile végétale (5-10 % du poids total de la préparation) pour nourrir la peau.
✓ **Dans une crème teintée** pour donner de l'éclat au visage.
✓ **Pour les soins des cheveux** bruns ou châtains en masque ou en shampoing.
✓ **En base colorante** pour les maquillages (fonds de teint, rouges à lèvres, ombres à paupières...).

POUR QUEL TYPE DE PEAU ?

✓ Convient à tous les types de peaux.
✓ Principalement aux peaux ternes, en manque d'éclat.
✓ Peaux sensibles, couperosées, sujettes aux rougeurs, fragiles.

PRÉCAUTIONS D'EMPLOI

Il est préférable d'utiliser des ustensiles en bois, en verre ou en plastique pour manipuler vos argiles. Évitez les cuillères en métal ou en fer afin de prévenir les phénomènes d'oxydation et d'ionisation pouvant dégrader les propriétés des argiles. Peut tacher les vêtements. Veillez à lire les précautions générales et les règles d'hygiène au début de ce livre.

VISAGE +++ CORPS +++ CHEVEUX +++

ARGILE VERTE

Équilibrante & purifiante

Cette argile est particulièrement connue pour ses propriétés purifiantes. Équilibrante, elle tonifie les peaux normales et absorbe l'excès de sébum des cheveux gras et des peaux à imperfections. Elle entre régulièrement dans la composition de nombreux cosmétiques pour peaux jeunes, acnéiques et grasses.

Le saviez-vous ?

L'argile verte peut aussi être utilisée comme produit ménager de base. Étant l'une des plus absorbantes de toutes les argiles, elle vient à bout des taches de gras faites sur un tissu ou une surface. Saupoudrez d'argile verte, laissez agir pendant toute une nuit, puis aspirez l'argile. Elle peut être utilisée également par voir interne, sous contrôle médical, pour certains troubles gastro-intestinaux.

PROPRIÉTÉS ET BIENFAITS

+++ Purifiante et nettoyante (peau et cheveux) : absorbe l'excès de sébum
+++ Antiseptique et assainissante
+++ Matifie le teint
+++ Adsorbante : elle capte les toxines et polluants à la surface de la peau pour la détoxifier en profondeur
+ Décongestionnante
+ Cicatrisante et adoucissante

COMMENT L'UTILISER ?

✓ **En masque pour le visage** pour les peaux grasses ou à imperfections, mélangée avec un hydrolat (ou de l'eau) et un peu d'huile végétale (5 % du poids total, jojoba ou noisette).
✓ **Dans une lotion** ou un nettoyant pour les peaux jeunes.
✓ **Pour les soins et shampoings** des cheveux et cuir chevelu gras.
✓ **Pour les savons** assainissant (corps et visage).

POUR QUEL TYPE DE PEAU ?

✓ Peaux mixtes et grasses.
✓ Peaux jeunes à problèmes.
✓ Cheveux et cuir chevelu gras.

PRÉCAUTIONS D'EMPLOI

Il est préférable d'utiliser des ustensiles en bois, en verre ou en plastique pour manipuler vos argiles. Évitez les cuillères en métal ou en fer afin de prévenir les phénomènes d'oxydation et d'ionisation pouvant dégrader les propriétés des argiles. Peut tacher les vêtements. Veillez à lire les précautions générales et les règles d'hygiène au début de ce livre.

VISAGE +++ HYGIÈNE +++ CORPS +++ CHEVEUX +++

ARGILE JAUNE

Antitaches & illuminatrice

Très polyvalente, elle convient à beaucoup de situations. Adoucissante et stimulante, elle offre un effet « bonne mine » aux peaux ternes et fatiguées. Elle aide également à atténuer les taches cutanées et absorbe l'excès de sébum. C'est l'alliée n° 1 des peaux sensibles et ternes, ainsi que des peaux grasses du fait de ses propriétés purifiantes et nettoyantes.

Le saviez-vous ?

L'argile jaune, appelée également « illite jaune », est moins riche en oxyde de fer que l'argile rouge ou verte. Cette particularité lui confère plus de douceur. Elle est donc moins irritante pour les peaux sensibles, qu'elle reminéralise délicatement.

PROPRIÉTÉS ET BIENFAITS

+++ Donne un coup d'éclat à la peau : tonifie la circulation
+++ Stimulante : oxygène les cellules et atténue les taches cutanées
+++ Purifiante et nettoyante (peau et cheveux) : absorbe l'excès de sébum
+ Matifie le teint
+ Cicatrisante et adoucissante
+ Tonique (peau et cheveux)
+ Adsorbante : elle capte les toxines et polluants à la surface de la peau pour la détoxifier

COMMENT L'UTILISER ?

✓ **En masque nettoyant** et tonifiant pour la peau et les cheveux.
✓ **En masque « bonne mine »** et antitaches pour le visage, mélangée avec un hydrolat (ou de l'eau) et un peu d'huile végétale (5-10 % du poids total de la préparation) pour illuminer le teint.
✓ **Dans vos soins et shampoings** pour cheveux normaux.
✓ **Dans vos crèmes** pour le visage, teintées et illuminatrices, pour peaux claires.
✓ **En base nettoyante** et absorbante pour la confection de savons.

POUR QUEL TYPE DE PEAU ?

✓ Peaux mixtes et grasses.
✓ Peaux sensibles et sujettes aux rougeurs.
✓ Peaux ternes et fatiguées.
✓ Peaux matures et pigmentées.
✓ Problèmes de peau : taches, couperose.
✓ Tous les types de cheveux.

PRÉCAUTIONS D'EMPLOI

Il est préférable d'utiliser des ustensiles en bois, en verre ou en plastique pour manipuler vos argiles. Évitez les cuillères en métal ou en fer afin de prévenir les phénomènes d'oxydation et d'ionisation pouvant dégrader les propriétés des argiles. Peut tacher les vêtements. Veillez à lire les précautions générales et les règles d'hygiène au début de ce livre.

VISAGE +++ HYGIÈNE +++ CORPS +++ CHEVEUX +++

ARGILE BLANCHE

Matifiante & adoucissante

Idéale pour les peaux sèches et délicates, l'argile blanche, ou kaolin, est la plus douce des argiles. Sa couleur neutre est idéale comme base ou agent matifiant pour de nombreux cosmétiques. Tout comme les autres argiles, elle détoxifie la peau et élimine l'excès de sébum.

Le saviez-vous ?

En cas de transpiration excessive, vous pouvez saupoudrer un peu d'argile blanche sous vos aisselles et vos pieds, lavés et soigneusement séchés. Ses vertus absorbantes élimineront l'excès de transpiration. Le même principe s'applique pour les cheveux gras pour lesquels l'argile peut aisément servir de shampoing sec.

PROPRIÉTÉS ET BIENFAITS

+++ Cicatrisante et adoucissante
+ Purifiante et nettoyante (peau et cheveux) : absorbe l'excès de sébum et élimine les impuretés
+++ Matifie le teint
+++ Adsorbante : elle capte les toxines et polluants à la surface de la peau pour la détoxifier

COMMENT L'UTILISER ?

✓ **En masque purifiant et adoucissant** pour le visage, mélangée avec un hydrolat (ou de l'eau) et un peu d'huile végétale (5-10 % du poids total de la préparation) pour les peaux sensibles.
✓ **Dans vos soins et shampoings** pour cheveux normaux.
✓ **Dans vos shampoings secs** pour cheveux normaux à gras.
✓ **En base nettoyante** et absorbante pour la confection de savons.
✓ **En ingrédients matifiants** dans les crèmes de jour ou autres maquillages.

POUR QUEL TYPE DE PEAU ?

✓ Peaux sèches à très sèches.
✓ Peaux sensibles et délicates.
✓ Cheveux et cuir chevelu normaux et sensibles.
✓ Convient également pour tous les types de peaux et tous les types de cheveux.

PRÉCAUTIONS D'EMPLOI

Il est préférable d'utiliser des ustensiles en bois, en verre ou en plastique pour manipuler vos argiles. Évitez les cuillères en métal ou en fer afin de prévenir les phénomènes d'oxydation et d'ionisation pouvant dégrader les propriétés des argiles. Peut tacher les vêtements. Veillez à lire les précautions générales et les règles d'hygiène au début de ce livre.

VISAGE +++ HYGIÈNE +++ CORPS +++ CHEVEUX +++

RHASSOUL

Purifiante
& ultra-adsorbante

De couleur marron, cette argile est célèbre pour ses propriétés purifiantes et dégraissantes grâce à des vertus absorbantes et adsorbantes exceptionnelles. Elle nettoie la peau et les cheveux sans les agresser (par exemple, elle ne contient aucun tensioactif comme ceux contenus dans les savons et shampoings classiques). Elle prend grand soin des peaux grasses et à problèmes.

Le saviez-vous ?

Le rhassoul, nommé également « rassoul » ou « ghassoul », est uniquement extrait au Maroc, dans le Moyen Atlas. Il est séché naturellement au soleil, puis pulvérisé et tamisé. Les femmes l'utilisent comme base de soins pour la peau et les cheveux. Réputé pour ses vertus nettoyantes et purifiantes, il est souvent utilisé dans les hammams.

PROPRIÉTÉS ET BIENFAITS

+++ Adsorbante : elle capte les toxines et polluants à la surface de la peau pour la détoxifier
+++ Dégraisse sans agresser (peau et cheveux)
+++ Purifiante et nettoyante douce (peau et cheveux) : absorbe l'excès de sébum et élimine les impuretés
+ Adoucissante
+ Décongestionnante

COMMENT L'UTILISER ?

✓ **En masque nettoyant** pour les peaux mixtes, grasses ou acnéiques et les cheveux gras.
✓ **En masque dégraissant** et purifiant pour le visage, mélangée avec un hydrolat (ou de l'eau) et un peu d'huile végétale (5-10 % du poids total de la préparation) pour assainir les peaux à problèmes.
✓ **En shampoing volumateur** pour les cheveux gras et/ou fins.
✓ **En shampoing sec** pour les cheveux bruns ou foncés.
✓ **En base nettoyante** et absorbante pour la confection de savons.

POUR QUEL TYPE DE PEAU ?

✓ Peaux mixtes et grasses.
✓ Peaux à problèmes.
✓ Problèmes de peau : acné, points noirs, impuretés, etc.
✓ Peaux sensibles.
✓ Cheveux et cuir chevelu gras.
✓ Cheveux fins et sans volume.

PRÉCAUTIONS D'EMPLOI

Il est préférable d'utiliser des ustensiles en bois, en verre ou en plastique pour manipuler vos argiles et terres. Évitez les cuillères en métal ou en fer afin de prévenir les phénomènes d'oxydation et d'ionisation pouvant dégrader les propriétés des argiles. Peut tacher les vêtements. Veillez à lire les précautions générales et les règles d'hygiène au début de ce livre.

VISAGE +++ USAGE LOCAL +++ HYGIÈNE +++ CORPS +++ CHEVEUX +

BICARBONATE DE SOUDE

Agent basifiant, abrasif léger & antibactérien

Écologique, économique et universel, le bicarbonate de soude est utilisé dans de nombreux domaines. En cosmétique, il est réputé notamment pour blanchir les dents, agir sur la transpiration, et pour ses vertus exfoliantes douces. C'est aussi un ingrédient très utilisé pour augmenter le pH des préparations cosmétiques trop acides.

Le saviez-vous ?

Le bicarbonate de soude est présent au quotidien dans les cosmétiques, l'alimentation, les produits de santé, etc. En cas de remontées acides ou de problèmes digestifs, diluez une cuillère à café de bicarbonate de soude dans un demi-verre d'eau puis buvez le mélange ainsi obtenu. C'est aussi un excellent désodorisant pour votre réfrigérateur (dans une coupelle) et un bon détachant : appliquez directement sur une tache pendant quelques minutes avec un peu d'eau avant de mettre le vêtement en machine.

PROPRIÉTÉS ET BIENFAITS

+++ Agent alcalinisant : augmente le pH des préparations cosmétiques
+++ Abrasif et exfoliant doux
+++ Blanchit les dents
+ Agent déodorant : grâce à ses propriétés antibactériennes

COMMENT L'UTILISER ?

À diverses concentrations, en fonction de l'usage, dans :
✓ **Produits de bain effervescents :** bombes de bain, galets de bain.
✓ **Dentifrices et bains de bouche**.
✓ **Déodorants**.
✓ **Crèmes, baumes ou toute émulsion**, pour corriger un pH trop acide non adapté à celui de la peau.
✓ **Pour augmenter le pH d'une préparation** lorsque l'émulsifiant nécessite un pH particulier.

POUR QUEL TYPE DE PEAU ?

Convient à tous les types de peaux et à tous les types de cheveux.

PRÉCAUTIONS D'EMPLOI

Pas de précautions particulières. Veillez à lire les précautions générales et les règles d'hygiène au début de ce livre.

VISAGE +++ HYGIÈNE + CORPS +++

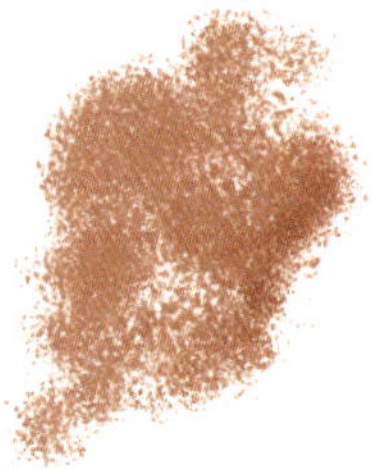

POUDRE DE COQUES DE NOIX

Désincrustant & puissant exfoliant

Cet exfoliant nettoie la peau en profondeur en désincrustant les pores. Les impuretés et les cellules mortes sont éliminées efficacement. Attention, son pouvoir exfoliant est parmi les plus importants (9/10), il faut dont le réserver aux peaux grasses et à problèmes (à éviter pour les peaux fines ou sensibles), et privilégier le corps plutôt que le visage.

PROPRIÉTÉS ET BIENFAITS

+++ Nettoie la peau en profondeur : élimine les impuretés, points noirs, peaux mortes, etc.
+++ Permet de réaliser des gommages rendant la peau plus lisse et désincrustant les pores
+++ Permet d'activer la micro-circulation

COMMENT L'UTILISER ?

Avec un dosage de 5 à 15 % du poids total de vos préparations :
✓ **Pour la réalisation de gels**, huiles, baumes, crèmes et laits exfoliants pour le corps et éventuellement le visage.
✓ **Dans un savon solide** pour exfolier la peau en profondeur.
✓ **Dans une pâte d'argile** pour ajouter une propriété exfoliante à vos masques pour le corps.

Un exfoliant s'utilise au maximum deux fois par semaine pour les peaux grasses, une fois par semaine pour les peaux normales et une fois toutes les deux semaines pour les peaux sensibles ou sèches.

POUR QUEL TYPE DE PEAU ?

✓ Convient à tous les types de peaux.
✓ Principalement pour les peaux grasses et à problèmes.

PRÉCAUTIONS D'EMPLOI

Pas de précautions particulières. Veillez à lire les précautions générales et les règles d'hygiène au début de ce livre.

VISAGE +++ HYGIÈNE + CORPS +++

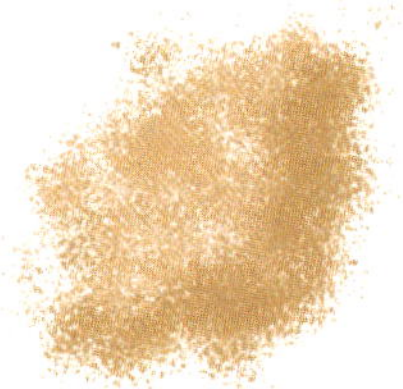

POUDRE DE NOYAUX D'OLIVES

Exfoliant puissant visage & corps

Cet exfoliant nettoie la peau en profondeur, élimine les cellules mortes et les impuretés. Il redonne un coup d'éclat au visage et lisse la peau. Son pouvoir exfoliant (7/10) est puissant, mais la poudre de noyaux d'olives est néanmoins bien adaptée pour le visage.

PROPRIÉTÉS ET BIENFAITS

+++ Nettoie la peau en profondeur : élimine les impuretés, points noirs, peaux mortes, etc.
+++ Permet de réaliser des gommages rendant la peau plus lisse et désincrustant les pores
+++ Permet d'activer la micro-circulation et de rendre le teint plus lumineux

COMMENT L'UTILISER ?

Avec un dosage de 5 à 15 % du poids total de vos préparations :
✓ **Pour la réalisation de gels**, huiles, baumes, crèmes et laits exfoliants pour le corps et éventuellement le visage.
✓ **Dans un savon solide** pour exfolier la peau en profondeur.
✓ **Dans une pâte d'argile** pour ajouter une propriété exfoliante à vos masques pour le corps et le visage.

Un exfoliant s'utilise au maximum deux fois par semaine pour les peaux grasses, une fois par semaine pour les peaux normales et une fois toutes les deux semaines pour les peaux sensibles ou sèches.

POUR QUEL TYPE DE PEAU ?

✓ Convient à tous les types de peaux.
✓ Principalement pour les peaux normales à mixtes.

PRÉCAUTIONS D'EMPLOI

Pas de précautions particulières. Veillez à lire les précautions générales et les règles d'hygiène au début de ce livre.

VISAGE +++ HYGIÈNE + CORPS +

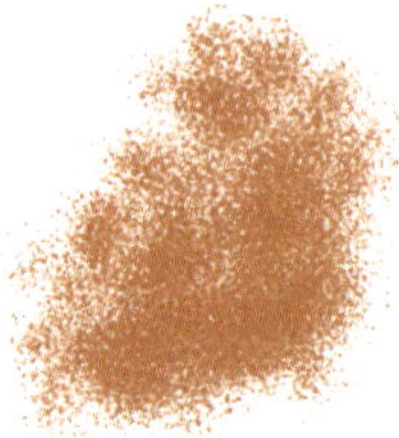

POUDRE DE PÉPINS DE FRAISES

L'exfoliant doux

Les pépins de fraises sont un exfoliant doux d'origine végétale et issus de fraises séchées. Ils désincrustent et nettoient la peau tout en légèreté, sans agresser le film hydrolipidique cutané. Après un gommage doux, la peau retrouve rapidement toute sa souplesse. Son pouvoir exfoliant (5/10) est particulièrement adapté aux peaux sensibles et délicates.

PROPRIÉTÉS ET BIENFAITS

+++ **Nettoie et désincruste la peau en douceur :** élimine les impuretés et les cellules mortes
+++ **Permet de réaliser un gommage** rendant la peau plus douce tout en gardant son hydratation naturelle
+++ **Permet d'activer la micro-circulation**

COMMENT L'UTILISER ?

Avec un dosage de 5 à 15 % du poids total de vos préparations :

✓ **Pour la réalisation de gels**, huiles, baumes, crèmes et laits exfoliants pour le corps et le visage.
✓ **Dans un savon solide** pour exfolier la peau en douceur.
✓ **Dans une pâte d'argile** pour ajouter une propriété exfoliante à vos masques pour le corps et le visage.

Un exfoliant s'utilise au maximum deux fois par semaine pour les peaux grasses, une fois par semaine pour les peaux normales et une fois toutes les deux semaines pour les peaux sensibles ou sèches.

POUR QUEL TYPE DE PEAU ?

✓ Convient à tous les types de peaux.
✓ Principalement aux peaux sensibles et délicates.

PRÉCAUTIONS D'EMPLOI

Pas de précautions particulières. Veillez à lire les précautions générales et les règles d'hygiène au début de ce livre.

Actifs

Ce chapitre détaille les principaux actifs végétaux et naturels très utiles pour la réalisation de vos cosmétiques maison. De l'acide hyaluronique à la phytokératine, en passant par l'aloe vera et la coenzyme Q10, ils possèdent des propriétés aussi diverses que spécifiques.
Ils vous permettront d'apporter de nouvelles vertus à vos cosmétiques, pour une réponse ciblée à vos besoins et encore plus d'efficacité.

VISAGE + HYGIÈNE +++ CORPS +

ACIDE CITRIQUE

Effervescent & ajusteur de pH

L'acide citrique est un acide d'origine végétale présent abondamment dans le citron. Il corrige le pH trop élevé des préparations cosmétiques et sert également à préparer des produits effervescents, comme les bombes de bain, en combinaison avec du bicarbonate de soude.

Le saviez-vous ?

L'acide citrique est également un excellent détartrant naturel. Vous pouvez l'employer pour éliminer le calcaire de vos bouilloires, de vos éléments en inox (éviers, robinets...), de vos équipements électroménagers (machine à café, lave-vaisselle...). Pour ce faire, diluez-en deux cuillères à soupe dans un litre d'eau chaude puis appliquez. Il traite aussi efficacement la rouille. Dans ce cas, diluez une cuillère à soupe d'acide citrique dans 250 ml d'eau puis imbibez les taches de rouille à l'aide d'une éponge. Frottez doucement et rincez.

PROPRIÉTÉS ET BIENFAITS

+++ Agent acidifiant : diminue le pH des préparations
+++ Permet la réalisation de produits effervescents en le combinant avec du bicarbonate de sodium

COMMENT L'UTILISER ?

✓ **Produits effervescents :** bombes de bain, galets de bain, poudre effervescente pour le bain. Dans ce cas, et quelle que soit la recette de boules ou de sels de bain, sa quantité est toujours la moitié de celle du bicarbonate de soude : pour 100 g de bicarbonate de soude, ajoutez 50 g d'acide citrique.

✓ **À faible dose dans vos émulsions** (crèmes, laits, baumes) et solutions aqueuses (toniques, gels, lotions) pour ajuster le pH et acidifier la préparation si besoin.

POUR QUEL TYPE DE PEAU ?

Convient à tous les types de peaux.

PRÉCAUTIONS D'EMPLOI

Ne pas ingérer. Ne pas inhaler.
Peut provoquer des irritations lorsqu'il est mis en contact prolongé sur la peau ou les muqueuses.
Évitez le contour des yeux. Ne jamais utiliser pur.

VISAGE +++ USAGE LOCAL +++ CORPS +

ACIDE HYALURONIQUE

Repulpant, anti-déshydratation & antirides

Actif anti-âge et antirides haut de gamme. Il hydrate et tonifie la peau, aide à combler les rides, lifte l'épiderme et prévient le dessèchement cutané. Il prend soin des peaux matures et des peaux sèches.

Le saviez-vous ?

L'acide hyaluronique est produit naturellement par l'organisme et est présent principalement dans de nombreux tissus conjonctifs, les articulations, les yeux et la peau. Il rend nos articulations plus souples et notre peau plus élastique avec l'aide du collagène présent également dans les tissus conjonctifs. Sa production diminue malheureusement au fil des années, la peau devient alors moins élastique et des rides apparaissent. Un des avantages de l'acide hyaluronique est que notre organisme ne le reconnaît pas comme un corps étranger, et les réactions allergiques sont extrêmement rares.

PROPRIÉTÉS ET BIENFAITS

+++ Maintient l'hydratation cutanée : le film protecteur cutané formé grâce à l'acide hyaluronique retient l'eau dans les couches supérieures de l'épiderme et protège la peau sans l'étouffer

+++ Redonne du volume, repulpe et redensifie la peau

+++ Anti-âge et antirides : aide à combler les rides et les ridules

+ Tonifie la peau

+ Adoucissant et émollient

COMMENT L'UTILISER ?

Dosage idéal de 0,2 à 0,5 % d'acide hyaluronique à ajouter en fin de préparation. L'acide hyaluronique est soluble dans l'eau et insoluble dans l'huile.

✓ **Préparation de crèmes et laits** ultra-hydratants pour le corps et le visage.
✓ **Préparation de produits repulpants** et « bonne mine ».
✓ **Crèmes et baumes** antivieillissement cutané pour le visage : antirides, anti-âge.
✓ **Baume ou lotion** pour raffermir le buste.
✓ **Sérum** pour le contour des yeux et des lèvres.

POUR QUEL TYPE DE PEAU ?

✓ Convient à tous les types de peaux.
✓ Idéal pour les peaux matures.
✓ Peaux sèches et déshydratées.

PRÉCAUTIONS D'EMPLOI

Ne pas ingérer. Ne pas inhaler.

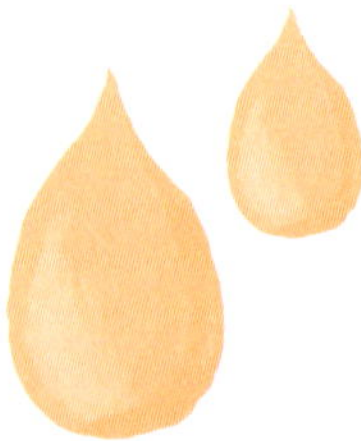

ACIDE DE FRUITS (AHA)

Peeling & régénérant

Les acides de fruits sont de puissants agents exfoliants. Ils stimulent également le renouvellement cellulaire et la micro-circulation cutanée. Ils améliorent l'aspect de la peau et la rendent plus élastique. Ils uniformisent et purifient le teint, estompent les rides, les taches et les imperfections de la peau.

Le saviez-vous ?

Les AHA, ou acides alpha-hydroxylés, sont des acides issus des fruits (citrons, mûres, pommes et raisins). Ce sont principalement les acides citriques, lactiques, maliques, tartriques et glycoliques qui possèdent ces propriétés exceptionnelles. Leurs propriétés antioxydantes et exfoliantes sont connues depuis des siècles.

VISAGE +++ USAGE LOCAL +++ CORPS + CHEVEUX +

PROPRIÉTÉS ET BIENFAITS

+++ Effet « peeling » et régénérant cellulaire puissant
+++ Diminue les taches pigmentaires et les imperfections de la peau
+ Augmente l'élasticité et l'hydratation de la peau
+ Estompe les rides
+++ Purifie la peau : élimine l'excès de sébum
+ Donne de la brillance aux cheveux

COMMENT L'UTILISER ?

Dosage idéal de 2 à 4 % d'AHA à ajouter en fin de préparation dans vos soins quotidiens :
✓ **Crèmes et sérums** régénérants et antirides pour le visage.
✓ **Masques et crèmes** pour peaux ternes et teints brouillés.
✓ **Soins purifiants**, protecteurs et anti-âge pour les peaux à problèmes (acné, peaux grasses…).
✓ **Toniques et lotions** nettoyantes.
✓ **Shampoings et après-shampoings.**

Dosage idéal de 4 à 8 % d'AHA à ajouter en fin de préparation dans vos soins hebdomadaires sur de très petites surfaces :
✓ **Soins éclaircissants** pour les taches de vieillesse ou les peaux fortement pigmentées.
✓ **Crèmes et lotions** exfoliantes.

Les AHA sont solubles dans l'eau et insolubles dans l'huile. Attention, les AHA diminuent le pH de vos préparations !! Pour les émulsions, il est donc important d'adapter la dose de bicarbonate de soude (pour augmenter légèrement le pH).

POUR QUEL TYPE DE PEAU ?

✓ Peaux matures et ridées.
✓ Peaux grasses à problèmes.
✓ Peaux pigmentées.
✓ Peaux ternes et fatiguées.
✓ Cheveux secs et sans éclat.

PRÉCAUTIONS D'EMPLOI

Ne pas ingérer. Ne pas inhaler. Les AHA peuvent être irritants pour les peaux très sensibles. Évitez le contour des yeux. Ne jamais les utiliser purs. Ne pas les ajouter dans des masques à l'argile.

VISAGE +++ USAGE LOCAL +++ HYGIÈNE +++ CORPS +++ CHEVEUX +++

JUS D'ALOE VERA

Tenseur & hydratant

L'aloe vera aide à la cicatrisation et à la régénération cellulaire. Cet actif est hydratant et protecteur, apportant à la peau vitamines et oligoéléments. Il diminue les imperfections cutanées. Il possède également des propriétés anti-inflammatoires et antibactériennes. C'est un indispensable pour les peaux sensibles et sèches, mais il convient aussi à tous les types de peaux.

> *Le saviez-vous ?*
>
> Le jus d'aloe vera se présente sous une forme liquide, aussi fluide que l'eau. Pour l'appliquer plus facilement, vous pouvez le transformer en gel. Pour faire votre propre gel, ajoutez au jus d'aloe vera de la gomme de guar ou xanthane (gélifiants naturels pour phase aqueuse), de l'isocide (un conservateur eco-certifiable) et du bicarbonate de soude (un ajusteur naturel de pH).

PROPRIÉTÉS ET BIENFAITS

+++ Hydratant et nutritif (peau et cheveux) : il crée un film protecteur sur la peau, la protégeant contre les agressions extérieures, et contient de nombreuses vitamines et minéraux
+ Tonifiant
+++ Purifie la peau : antibactérien et anti-inflammatoire
+++ Apaisant et cicatrisant
+ Soins anti-âge : régénérant et liftant
+ Estompe les taches cutanées et ralentit leur apparition

COMMENT L'UTILISER ?

Insoluble dans l'huile.
En différentes concentrations dans toutes vos préparations où il remplace aisément un hydrolat :
✓ **Masques** pour le visage et le corps.
✓ **Soins et émulsions** pour le visage et le corps.
✓ **Gel après rasage** et gels apaisants.
✓ **Contour des yeux** antipoches et anticernes.
✓ **Gels douche et shampoings**.
✓ **Démaquillants** et lotions nettoyantes ou tonifiantes.
✓ **Gel** apaisant pour les coups de soleil.
✓ **Baumes** rafraîchissants pour les pieds et les jambes.

POUR QUEL TYPE DE PEAU ?

✓ Peaux sèches et déshydratées, voire atopiques.
✓ Peaux matures.
✓ Peaux irritées et sensibles.
✓ Peaux ternes, fatiguées.
✓ Problèmes de peau : acné, eczéma, herpès, psoriasis, crevasses, engelures, coups de soleil, plaies, etc.

PRÉCAUTIONS D'EMPLOI

Ne pas ingérer. Ne pas inhaler. Attention, le jus d'aloe vera diminue le pH de vos préparations ! Pour les émulsions, il est donc important d'adapter la dose de bicarbonate pour augmenter légèrement le pH.

CHEVEUX +++

CÉTIOL

Le conditionneur capillaire

Conditionneur très efficace d'origine végétale, il rend les cheveux plus faciles à coiffer et leur apporte rapidement volume et souplesse. Il remplace très favorablement tous les silicones et autres produits de synthèse (couramment utilisés dans les shampoings « classiques »).

PROPRIÉTÉS ET BIENFAITS

+++ Conditionneur capillaire d'origine végétale
+++ Il apporte de la douceur, de la tenue et de la souplesse à la fibre capillaire
+ Il donne du volume aux cheveux fins

COMMENT L'UTILISER ?

Dosage idéal de 0,5 à 1 % de cétiol à ajouter dans vos soins quotidiens (le cétiol est insoluble dans l'eau) :

✓ Tous les types de **shampoing**.
✓ **Après-shampoing** démêlant.
✓ **Masques** pour cheveux secs et cassants à rincer.

POUR QUEL TYPE DE PEAU ?

✓ Convient à tous les types de cheveux.
✓ Cheveux longs, secs, cassants.
✓ Cheveux difficiles à démêler.

PRÉCAUTIONS D'EMPLOI

Ne pas ingérer. Ne pas inhaler.
Évitez le contour des yeux.
Ne jamais utiliser pur.

VISAGE +++ USAGE LOCAL +++ CORPS +

CO-ENZYME Q10

Antioxydant & anti-âge

Antioxydant très puissant au même titre que la vitamine E, la co-enzyme Q10 diminue l'oxydation des lipides qui protègent notre peau et aide à prévenir le vieillissement prématuré des cellules cutanées. Parfait anti-âge, elle aide à retarder l'apparition des rides et ridules, et favorise l'atténuation de celles déjà présentes. Elle offre également une protection partielle contre le stress oxydatif induit par les UV.

Le saviez-vous ?

Appelée également « ubiquinone », la co-enzyme Q10 est un antioxydant puissant. Elle est naturellement présente dans le corps mais sa présence diminue avec l'âge et ne peut pas être remplacée par un autre composant. Elle lutte contre le vieillissement cutané, notamment provoqué par le soleil (cet actif cosmétique aide à renouveler le « stock » d'antioxydants contenus dans les cellules de la peau).

PROPRIÉTÉS ET BIENFAITS

+++ Anti-âge
+++ Prévient la formation de rides et atténue celles déjà existantes
+++ Antioxydant puissant : neutralise les radicaux libres
+ Protège la peau des effets oxydants des UV
+ Répare le film hydrolipidique de la peau

COMMENT L'UTILISER ?

Dosage : entre 0,5 et 3 % du poids total de votre préparation. Soluble dans l'huile et insoluble dans l'eau. À ajouter en fin de préparation ou ultérieurement à une crème déjà réalisée.

✓ **Crèmes** antirides ou anti-âge pour le visage.
✓ **Crèmes et laits** hydratants pour le corps.
✓ **Crèmes et laits** après-soleil.
✓ **Sérum** concentré pour le contour des yeux ou des lèvres.

POUR QUEL TYPE DE PEAU ?

✓ Peaux matures : rides, relâchement cutané.
✓ Peaux exposées au soleil.

PRÉCAUTIONS D'EMPLOI

Ne pas ingérer. Ne pas inhaler. Attention, la co-enzyme Q10 n'est pas une protection solaire et ne possède aucun « indice solaire ». L'utilisation d'écran total ou de crème solaire reste indispensable.

VISAGE +++ USAGE LOCAL + HYGIÈNE +++ CORPS +++ CHEVEUX +++

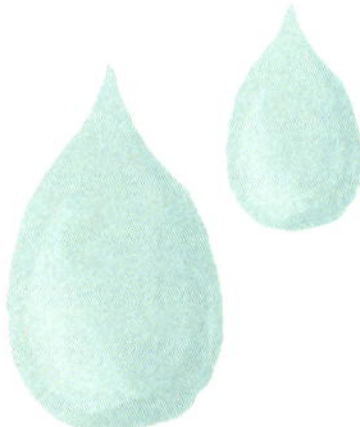

DISPER

Disperseur d'huiles essentielles

Cet actif permet aux huiles essentielles, et aux huiles de manière générale, de se mélanger et de se disperser dans l'eau. Cette fonction peut être très utile pour la réalisation de certains cosmétiques aromatiques ne contenant qu'une seule phase aqueuse, tels les gels et les toniques. Le disper permet également d'ajouter des huiles essentielles dans l'eau du bain.

Le saviez-vous ?

Les huiles essentielles ne sont pas solubles dans l'eau. Cette propriété empêche donc tout mélange dans des milieux aqueux lors de la confection de cosmétiques. Pour pallier ce problème, le disper permet de disperser dans l'eau les huiles essentielles sous forme de minuscules particules d'huile. Ces petites particules acquièrent des charges négatives qui les repoussent (comme des aimants), les empêchant ainsi de s'agglomérer. Elles tiennent alors en suspension dans le mélange. Celui-ci se présente sous forme laiteuse ou trouble.

PROPRIÉTÉS ET BIENFAITS

+++ Permet de disperser des huiles essentielles en milieu aqueux (eau, hydrolat...)
+++ Naturel : il est constitué d'extraits de membranes de cellules végétales

COMMENT L'UTILISER ?

Mélangez 80 à 90 % de disper avec 10 à 20 % d'huile essentielle, soit :

- **ratio 20 % HE + 80 % disper :** pour une goutte d'huile essentielle, ajoutez au minimum 4 gouttes de disper ;
- **ratio 10 % HE + 90 % disper :** pour une goutte d'huile essentielle, ajoutez jusqu'à 9 gouttes de disper.

Ce mélange se présente alors sous la forme d'un « lait » blanchâtre. Il doit ensuite être ajouté à 20 fois (minimum) son volume de phase aqueuse : pour 1 ml de mélange (disper + huiles essentielles), il faut au minimum 20 ml de phase aqueuse (eau, hydrolat...).

Parfait pour réaliser :
✓ **Lotions toniques** aux huiles essentielles.
✓ **Gels** aux huiles essentielles.
✓ **Bains** aromatiques.

POUR QUEL TYPE DE PEAU ?

Convient à tous les types de peaux.

PRÉCAUTIONS D'EMPLOI

Ne pas ingérer. Ne pas inhaler. Contient de l'alcool.
Tenir hors de portée des enfants.

CRISTAUX DE MENTHOL

Réfrigérant & décongestionnant

Cet actif est connu pour son effet réfrigérant et la sensation de froid intense qu'il procure. Actif puissant, il s'utilise avec parcimonie dans les dentifrices, bains de bouche, laits, crèmes et baumes pour usage local. Il est très appréciable en été pour les pieds échauffés. Il repulpe également les lèvres. Bien respecter les précautions d'emploi.

Le saviez-vous ?

Les cristaux de menthol sont issus de la cristallisation de l'huile essentielle de menthe (*Mentha arvensis*) à une température de -22 °C. Ils sont solubles dans l'huile et l'alcool mais pas dans l'eau. Cet actif est régulièrement utilisé dans la conception de produits pharmaceutiques destinés à soulager les douleurs en raison de sa forte concentration en menthol qui est un analgésique puissant.

HYGIÈNE +++ CORPS +++ CHEVEUX +

PROPRIÉTÉS ET BIENFAITS

+++ Rafraîchissant, effet « glaçon »
+++ Repulpant sur les lèvres
+++ Agit contre la mauvaise haleine
+ Décongestionnant

COMMENT L'UTILISER ?

Dosage de 0,1 à 5 % du poids total de vos préparations cosmétiques destinées à une application locale sur le corps pour un effet « glaçon » :

✓ **Dentifrice, bain de bouche** pour une haleine fraîche (max 0,2 % en usage buccal).
✓ Dans vos **déodorants**.
✓ Dans vos **baumes** à usage local pour une contusion ou une ecchymose.
✓ Dans vos **laits** rafraîchissants.
✓ Pour les **pieds** fatigués et échauffés.
✓ Pour vos **sticks à lèvres**.
✓ Dans vos **gels** rafraîchissants et tonifiants.

Soluble dans l'huile et dans l'alcool. Insoluble dans l'eau. Il est conseillé de broyer quelque peu les cristaux au mortier avant de les solubiliser. À ajouter à la phase huileuse avant de chauffer légèrement. Si vous devez beaucoup chauffer, ajouter le menthol en fin de chauffe. Peut être ajouté à une phase aqueuse mais uniquement après solubilisation dans du disper ou de l'alcool.

POUR QUEL TYPE DE PEAU ?

✓ Convient à tous les types de peaux.
✓ Problèmes de peau : coups, contusions, bleus, piqûres d'insectes, etc.
✓ Jambes lourdes, pieds gonflés, échauffés et fatigués.
✓ Problèmes bucco-dentaires.
✓ Mauvaise haleine.

PRÉCAUTIONS D'EMPLOI

L'effet « grand froid » qu'il procure peut provoquer une sensation de brûlure désagréable, voire une baisse de la température corporelle. Le menthol étant un actif puissant, nous vous conseillons de commencer à l'utiliser sur une petite surface et à faible dose. Ne pas ingérer. Ne pas inhaler. Ne pas mettre dans un bain. Évitez le contact avec les yeux. Ne pas utiliser sur une peau endommagée. Veillez à lire les précautions générales et les règles d'hygiène au début de ce livre. Ne pas appliquer pur sur la peau. Ne pas utiliser en cas d'épilepsie ou d'antécédent d'épilepsie, et chez les personnes asthmatiques, âgées ou allergiques.

VISAGE + USAGE LOCAL +++ CORPS + CHEVEUX +++

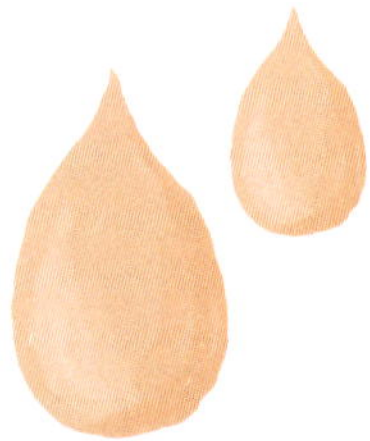

PHYTOKÉRATINE

Hydratant & fortifiant capillaire

Les cheveux et les ongles sont constitués principalement de kératine, celle-ci les renforce et les protège notamment contre les agressions extérieures. La phytokératine d'origine végétale contient des composants similaires à ceux de la kératine. Elle permet de renforcer la fibre capillaire et apporte aux cheveux volume et brillance. Elle adoucit, assouplit et prévient également la déshydratation de la peau.

Le saviez-vous ?

La phytokératine (composée de protéines de blé hydrolysées) est un produit contenant des acides aminés semblables à ceux de la kératine produite par notre organisme. Cet actif permet d'augmenter leur présence dans les fibres capillaires et les ongles. C'est une excellente alternative végétale à la kératine d'origine animale souvent contenue dans les cosmétiques conventionnels.

PROPRIÉTÉS ET BIENFAITS

+++ Apporte de la brillance et de la souplesse aux cheveux
+++ Renforce la fibre capillaire, les cils et les ongles
+++ Améliore l'équilibre hydrique du cheveu et de la peau : limite la déshydratation
+++ Adoucit et assouplit la peau

COMMENT L'UTILISER ?

✓ **Crème ou baume** hydratants pour le corps ou le visage.
✓ **Shampoings et après-shampoings.**
✓ **Soins** sans rinçage et **masques** pour cheveux.
✓ **Soins** pour les ongles ou les cils.

Dosage : entre 5 et 8 % du poids total de la préparation. Soluble dans l'eau, insoluble dans l'huile. À ajouter en fin de préparation, après refroidissement.

POUR QUEL TYPE DE PEAU ?

✓ Peaux sèches ou déshydratées.
✓ Cheveux secs et abîmés.
✓ Cheveux ternes.
✓ Ongles mous.
✓ Cils peu abondants.

PRÉCAUTIONS D'EMPLOI

Ne pas ingérer. Ne pas inhaler.
Veillez à lire les précautions générales et les règles d'hygiène au début de ce livre.

VISAGE +++ HYGIÈNE + CORPS +++ CHEVEUX +++

PROTÉINES DE RIZ

Volumisant & embelissant

Cet actif va embellir efficacement les cheveux secs et abîmés ou sans volume. Ses propriétés vont nourrir et redonner de la vitalité et de la texture aux fibres capillaires. Il joue également un rôle dans l'hydratation de la peau et la rend douce et souple.

PROPRIÉTÉS ET BIENFAITS

+++ Améliore et maintient l'hydratation (cheveux et peaux)
+ Donne du volume à la fibre capillaire et facilite le coiffage
+++ Apporte douceur et souplesse à la peau

COMMENT L'UTILISER ?

Dosage : de 1 à 5 % du poids total de votre préparation, à incorporer dans la phase aqueuse de préférence en fin de formulation. Soluble dans l'eau. Insoluble dans l'huile.

✓ **Savon** pour le corps.
✓ **Shampoing et après-shampoing**.
✓ **Soin capillaire** pour cheveux secs.
✓ **Masque** réparateur.
✓ **Soins hydratants** pour la peau du corps ou du visage.
✓ **Soins anti-âge.**

POUR QUEL TYPE DE PEAU ?

✓ Peaux sèches.
✓ Peaux matures.
✓ Cheveux secs, fourchus et abîmés.
✓ Cheveux ternes et plats.

PRÉCAUTIONS D'EMPLOI

Ne pas ingérer. Ne pas inhaler. Veillez à lire les précautions générales et les règles d'hygiène au début de ce livre.

VISAGE +++ USAGE LOCAL +++ CORPS +++ CHEVEUX +++

GLYCÉRINE VÉGÉTALE

Adoucissante & hydratante

D'origine naturelle, la glycérine végétale hydrate intensément et apporte à la peau un toucher souple et lisse. Polyvalente, elle s'ajoute facilement à toutes sortes de formulations pour le visage, le corps et les cheveux, et dans les produits d'hygiène. Elle est non comédogène et très peu allergisante. Utilisée dans les shampoings, elle prévient la déshydratation.

Le saviez-vous ?

La glycérine végétale est également un excellent agent nettoyant. Elle permet notamment de garder propres plus longtemps les vitres, les surfaces en verre et les miroirs. Elle limite le dépôt de calcaire et de saletés, la buée, les traces d'eau. Diluez 2 ou 3 gouttes de glycérine (maximum) dans un litre d'eau, nettoyez et séchez avec un chiffon propre, sans rincer.

PROPRIÉTÉS ET BIENFAITS

+++ Humectante et hydratante : elle retient l'eau à la surface de la peau
+++ Adoucissante

COMMENT L'UTILISER ?

Dosage : 10 % maximum du poids total de vos préparations. Très polyvalente, elle peut s'ajouter à toute préparation contenant une phase aqueuse. À ajouter dans la phase aqueuse en début de préparation. Soluble dans l'eau. Insoluble dans l'huile.

✓ **Crèmes, baumes et laits hydratants** pour le visage et le corps.
✓ **Gels douche.**
✓ **Démaquillants.**
✓ **Gels et lotions** pour le visage.
✓ **Shampoing et après-shampoing.**
✓ **Masques** capillaires et cutanés.
✓ **Dans les savons et shampoings solides** pour les rendre plus doux.

POUR QUEL TYPE DE PEAU ?

✓ Convient à tous les types de peaux et de cheveux.
✓ Principalement pour les peaux sèches.
✓ Cheveux secs et déshydratés.

PRÉCAUTIONS D'EMPLOI

Ne pas ingérer. Ne pas inhaler. Veillez à lire les précautions générales et les règles d'hygiène au début de ce livre.

VISAGE +++ USAGE LOCAL +++ HYGIÈNE +++ CORPS +++ CHEVEUX +++

URÉE

Exfoliante & émolliente

Grâce à ses vertus kératolytiques, l'urée aide à éliminer squames et pellicules. C'est également un exfoliant doux très facile à incorporer à tout type de crème pour le visage et le corps, ou à des shampoings. Reconnue pour ses propriétés hydratantes et émollientes, elle apporte à la peau un toucher souple et lisse.

Le saviez-vous ?

L'urée est présente naturellement dans le corps, elle est dérivée des protéines lorsque celles-ci sont dégradées. L'urée à usage cosmétique est obtenue par synthèse. Toutefois, elle est autorisée dans les référentiels de cosmétiques biologiques. Elle se présente sous la forme d'une poudre blanche.

PROPRIÉTÉS ET BIENFAITS

+++ **Humectante et hydratante** (peau et cheveux)
+++ **Kératolytique :** décolle et élimine les cellules mortes cutanées et les pellicules
+++ **Adoucissante et assouplissante**
+ **Antibactérienne**

COMMENT L'UTILISER ?

À ajouter en début de préparation à la phase aqueuse :
✓ **Pour ses propriétés hydratantes,** dosage de 0,5 à 5 % du poids total de vos préparations.
✓ **Pour des propriétés kératolytiques, antisquames et antipelliculaires,** dosage de 5 à 10 %.
✓ **Pour un usage réellement exfoliant,** dosage jusqu'à 15 %.

Pour des concentrations supérieures à 10 %, il est nécessaire de dissoudre l'urée dans un poids d'eau égal au minimum au poids de l'urée. Il peut être utile d'écraser les cristaux au mortier pour faciliter la dissolution. Insoluble dans l'huile. Soluble dans l'eau.

✓ **Crèmes et laits** hydratants pour le corps et le visage.
✓ **Gels douche** émollients.
✓ **Shampoings et après-shampoings** antipelliculaires.
✓ **Exfoliants** pour le cuir chevelu.
✓ **Crème anticallosités** pieds et mains.
✓ **Crème de soins** en cas de gerçures ou de crevasses.

POUR QUEL TYPE DE PEAU ?

✓ Peaux sèches, atopiques, squameuses et déshydratées.
✓ Peaux à problèmes, acné, points noirs.
✓ Pieds et mains sèches, callosités, crevasses.
✓ Cuir chevelu et cheveux secs, pellicules.

PRÉCAUTIONS D'EMPLOI

Ne pas ingérer. Ne pas inhaler. Veillez à lire les précautions générales et les règles d'hygiène au début de ce livre.

VISAGE + HYGIÈNE +++ CORPS +++

SEL D'EPSOM

Gommant & reminéralisant

Utilisé pour le bain ou les gommages, le sel d'Epsom possède de puissantes vertus relaxantes et reminéralisantes. Sa très forte concentration en magnésium en fait un ingrédient de choix pour soulager et détendre les muscles fatigués et douloureux. Exfoliant idéal dans de nombreuses préparations, il gomme en douceur et revitalise les tissus cutanés.

Le saviez-vous ?

Le sel d'Epsom n'est pas du sel classique. Il s'agit de sulfate de magnésium. Découvert au 17e siècle dans une source de la petite ville anglaise d'Epsom, il devint célèbre car son eau soulageait différents maux. Utilisé pendant longtemps pour ses propriétés laxatives et détoxifiantes en usage interne, le sel d'Epsom revient en force aujourd'hui dans les centres esthétiques ou thermaux pour ses vertus relaxantes. Attention, il n'est actuellement utilisé en usage interne que sous contrôle médical.

PROPRIÉTÉS ET BIENFAITS

+++ Relaxant
+++ Exfoliant doux
+ Purifiant : ses vertus exfoliantes nettoient les pores en profondeur
+ Reminéralisant : apport en magnésium

COMMENT L'UTILISER ?

En quantités diverses dans :

✓ **Vos sels et bombes de bain** pour se détendre et reminéraliser sa peau.
✓ **Vos préparations relaxantes** pour les pieds (bain de pieds).
✓ **Vos exfoliants** corporels.

Les grains peuvent être broyés au mortier avant utilisation pour un gommage encore plus doux. Soluble dans l'eau. Insoluble dans l'huile.

POUR QUEL TYPE DE PEAU ?

Convient à tous les types de peaux.

PRÉCAUTIONS D'EMPLOI

Demandez conseil à votre médecin avant d'utiliser le sel d'Epsom si vous souffrez d'eczéma, de psoriasis ou d'autres lésions cutanées. Ne pas ingérer. Ne pas inhaler. Veillez à lire les précautions générales et les règles d'hygiène au début de ce livre.

Émulsifiants et textures

Indispensables à la réalisation de cosmétiques maison agréables et efficaces, les émulsifiants, cires ou autres texturisants vous permettront de préparer des émulsions (crèmes, laits, baumes), des gels, des beurres, etc., tout en pouvant jouer facilement sur les textures.

VISAGE + USAGE LOCAL +++ HYGIÈNE +++ CORPS +++

CIRE D'ABEILLE

Épaississant des phases huileuses

La cire d'abeille est un agent de texture, elle épaissit les huiles végétales pour former des beurres de différentes compositions. Épaississante par nature, elle permet également de stabiliser des émulsions. Ses propriétés filmogènes contribuent à son action protectrice et hydratante. Elle s'avère très utile dans la fabrication de sticks à lèvres et possède des vertus antimicrobiennes et purifiantes.

Le saviez-vous ?

La cire d'abeille est composée notamment d'esters, d'acides gras, d'hydrocarbures et d'alcool. Pour pouvoir la sécréter, la température de la ruche doit être de 33 à 36 °C. Les abeilles la réalisent à partir de leurs glandes cirières situées sur les côtés de leur abdomen. Dans un premier temps, la cire est incolore, sous forme de paillettes ou d'écailles, puis elle s'opacifie petit à petit.

PROPRIÉTÉS ET BIENFAITS

+++ Épaississant pour phases huileuses
+++ Agent protecteur cutané : filmogène
+++ Durcissant : sticks à lèvres, savons, bougies
+++ Stabilisateur dans les émulsions (attention, ce n'est cependant pas un émulsifiant)
+ Émollient : rend la peau souple et douce

COMMENT L'UTILISER ?

✓ **Dans les beurres et sticks,** dosage de 1 à 10 % du poids total de votre préparation en fonction du rendu souhaité.
✓ **Pour stabiliser les émulsions** (crèmes, laits), de 1 à 3 % du poids total de votre préparation.
✓ Jusqu'à 80 % dans la **formulation de bougies**.

À dissoudre à chaud dans la phase huileuse pour réaliser :
✓ **baumes et sticks** à lèvres ;
✓ **beurres** pour le corps ;
✓ **bougies** de massage ou d'ornement ;
✓ **crèmes** nourrissantes pour le corps et le visage ;
✓ **pains de savon** émollients.

Soluble dans l'huile. Insoluble dans l'eau. Point de fusion : 61-66 °C.

POUR QUEL TYPE DE PEAU ?

✓ Convient à tous les types de peaux.
✓ Particulièrement pour les peaux sèches à très sèches.

PRÉCAUTIONS D'EMPLOI

Ne pas ingérer. Ne pas inhaler. Veillez à lire les précautions générales et les règles d'hygiène au début de ce livre.

VISAGE ++ USAGE LOCAL +++ HYGIÈNE +++ CORPS +++ CHEVEUX +++

OLIVEM 1000

Émulsifiant filmogène et protecteur

L'Olivem 1000 est un auto-émulsifiant issu de l'huile d'olive. Il permet de créer des émulsions stables, fines et onctueuses. Facile à utiliser, c'est également un actif hydratant et émollient qui laissera un film protecteur idéal pour les peaux les plus sèches.

PROPRIÉTÉS ET BIENFAITS

+++ Auto-émulsifiant
+++ Stabilité de l'émulsion
+++ Émollient et hydratant : rend la peau souple et douce
+++ Protecteur cutané, filmogène

COMMENT L'UTILISER ?

À dissoudre à chaud dans la phase huileuse de votre émulsion. Point de fusion : 65-75 °C.

Dosage de 2 à 8 % du poids total de votre préparation pour de nombreux types d'émulsions : conditionneurs capillaires, hydratants pour peaux sensibles et sèches, crèmes de nuit, après-soleil, etc.

Plus facile à utiliser que la cutina avec des actifs acides (la stabilité de l'émulsion ne dépend pas du pH). Attention, contrairement à la cutina, il laissera un léger film (protecteur) sur votre peau.

Insoluble dans l'eau. Soluble dans l'huile.

POUR QUEL TYPE DE PEAU ?

✓ Convient à tous les types de peaux.
✓ Particulièrement adapté aux peaux les plus sèches.

PRÉCAUTIONS D'EMPLOI

Ne pas ingérer. Ne pas inhaler. Veillez à lire les précautions générales et les règles d'hygiène au début de ce livre.

VISAGE +++ USAGE LOCAL +++ HYGIÈNE +++ CORPS +++ CHEVEUX +++

CUTINA

Émulsifiant polyvalent & très léger

Auto-émulsifiant totalement naturel, il offre une très bonne stabilité à vos émulsions et permet de créer toutes sortes de textures allant du lait au baume. Il confère à vos préparations une texture très fine, soyeuse et douce, ainsi qu'une excellente pénétration ne laissant ainsi aucun résidu sur la peau.

PROPRIÉTÉS ET BIENFAITS

+++ Auto-émulsifiant
+++ Stabilité de l'émulsion
+++ Nombreuses textures possibles
+++ Permet de réaliser des émulsions très fines et très légères

COMMENT L'UTILISER ?

À dissoudre à chaud dans la phase huileuse de votre émulsion. Point de fusion : 56-61 °C.

Dosage de 3 à 8 % du poids total de votre préparation pour tous types d'émulsions : laits, crèmes ou baumes pour le corps ou le visage. La texture obtenue (plus ou moins fluide) dépendra de la quantité de cutina ajoutée (voir nos recettes).

Attention : le pH de votre émulsion est important avec la cutina. Si votre émulsion est trop acide, elle risque de déphaser. Il est donc important de rajouter du bicarbonate de soude pour alcaliniser légèrement l'émulsion et permettre une excellente stabilité. Le pH recommandé se situe entre 6 et 7,5 (voir notre chapitre sur les émulsions en début d'ouvrage).

Insoluble dans l'eau. Soluble dans l'huile.

POUR QUEL TYPE DE PEAU ?

Convient à tous les types de peaux.

PRÉCAUTIONS D'EMPLOI

Ne pas ingérer. Ne pas inhaler. Veillez à lire les précautions générales et les règles d'hygiène au début de ce livre.

VISAGE +++ USAGE LOCAL +++ HYGIÈNE +++ CORPS +++ CHEVEUX +

GOMME XANTHANE

Gélifiant des phases aqueuses

Ce gélifiant et épaississant des phases aqueuses permet l'obtention de préparation à forte viscosité. D'origine naturelle, la gomme xanthane est utilisée pour concevoir des gels aqueux transparents et agréés par Ecocert. À moins de 0,5%, elle permet également d'augmenter la stabilité des émulsions.

PROPRIÉTÉS ET BIENFAITS

+++ Gélifiant et épaississant des phases aqueuses
+++ Permet de réaliser des gels très transparents
+++ Augmente la stabilité des émulsions (< 0,5 %) : apporte un toucher soyeux

COMMENT L'UTILISER ?

À disperser dans la phase aqueuse de votre préparation. Dosage de 0,1 à 2 % du poids de votre préparation, en fonction de la texture souhaitée pour :

✓ **émulsions** ;
✓ **soins solaires** ;
✓ **gels moussants** ;
✓ **gels minceur** ;
✓ **gels contour des yeux** ;
✓ **gels rafraîchissants et circulatoires**.

Pour éviter la formation de grumeaux dans vos gels, dispersez la gomme xanthane en pluie dans votre phase aqueuse tout en remuant, puis laissez reposer pour donner le temps à la gomme de s'hydrater. Ce processus peut prendre jusqu'à 45 minutes (remuez de temps en temps). Cette réhydratation est plus rapide à chaud mais peut sans problème se réaliser à froid.

Attention, la gomme xanthane est incompatible avec l'extrait de pépins de pamplemousse (conservateur des phases aqueuses). Bien refermer le sachet après usage. Soluble dans l'eau. Insoluble dans l'huile.

POUR QUEL TYPE DE PEAU ?

✓ Convient à tous les types de peaux.
✓ Particulièrement adaptée aux peaux grasses.

PRÉCAUTIONS D'EMPLOI

Ne pas ingérer. Ne pas inhaler. Veillez à lire les précautions générales et les règles d'hygiène au début de ce livre. À utiliser loin de toute source de ventilation.

VISAGE + HYGIÈNE + CORPS + CHEVEUX +++

BTMS VÉGÉTAL

Émulsifiant & conditionneur capillaire

L'émulsifiant phare des préparations capillaires (shampoings et après-shampoings). Doté de propriétés démêlantes très utiles, il rend également les cheveux brillants, souples et faciles à coiffer. Le BTMS peut également servir à la fabrication de crèmes pour la peau, qu'il rend douce et soyeuse.

PROPRIÉTÉS ET BIENFAITS

+++ Conditionneur capillaire : redonne souplesse et brillance à la fibre capillaire
+++ Auto-émulsifiant (peau et cheveux)
+ Antistatique, antifrisottis
+ Apporte un toucher soyeux et poudré aux crèmes cutanées

COMMENT L'UTILISER ?

À dissoudre à chaud dans la phase huileuse de votre émulsion. Point de fusion : 55 °C.

Dosage jusqu'à 10 % du poids total de votre préparation.
Idéal pour :
✓ **masques capillaires** ;
✓ **soins capillaires** sans rinçage ;
✓ **shampoings et après-shampoings** ;
✓ **crèmes** pour le corps ou le visage.

L'efficacité du BTMS ne dépend pas du pH, mais il fait baisser celui de vos préparations. Il est conseillé de mesurer le pH à l'aide d'un papier pH pour contrôler qu'il n'est pas trop acide (pH idéal : 5-7 pour les produits capillaires). Sinon, suivez bien nos recettes.
Insoluble dans l'eau. Soluble dans l'huile.

POUR QUEL TYPE DE PEAU ?

✓ Convient à tous les types de cheveux et de peaux.
✓ Particulièrement adapté pour les peaux sèches.
✓ Particulièrement adapté aux cheveux longs, crépus, frisés, fourchus.
✓ Cheveux colorés.

PRÉCAUTIONS D'EMPLOI

Attention, le BTMS peut être irritant pour la peau et le cuir chevelu. Bien respecter les dosages préconisés. Ne pas ingérer. Ne pas inhaler. Évitez le contact avec les yeux. Veillez à lire les précautions générales et les règles d'hygiène au début de ce livre.

Bases lavantes et savons

Très simples et très pratiques à utiliser pour la réalisation de vos produits d'hygiène maison (shampoings, savons, gels douche…), les bases lavantes et bases de savons permettent de s'affranchir de la phase de saponification (nécessitant l'utilisation de soude caustique, assez contraignante à utiliser et réservée à un public expérimenté). Les bases lavantes neutres sont très douces pour la peau et peuvent être d'origine naturelle.

HYGIÈNE +++ CHEVEUX +

BASE LAVANTE NEUTRE

Savon doux & neutre

Les bases lavantes neutres sont des savons liquides saponifiés à froid à partir d'huiles végétales. Elles vous permettront de créer vos propres savons liquides et gels pour le bain et la douche. Vous pouvez y rajouter les huiles essentielles de votre choix (attention aux précautions d'utilisation). Grâce à leurs propriétés très douces et leur pH adapté, les bases lavantes neutres respectent la peau et conviennent à un usage fréquent.

PROPRIÉTÉS ET BIENFAITS

+++ Nettoie en douceur et génère une mousse fine
+++ Laisse la peau et les cheveux doux

COMMENT L'UTILISER ?

Peut s'utiliser pure ou mélangée à d'autres ingrédients pour réaliser :

✓ **savons liquides** ;
✓ **gels douche** ;
✓ **shampoings**.

Peut s'agrémenter avec des arômes, des extraits aromatiques et des huiles végétales au gré de vos envies.
Soluble dans l'eau.
Ne pas chauffer, la chaleur diminue ses propriétés.

POUR QUEL TYPE DE PEAU ?

Convient à tous les types de peaux.

PRÉCAUTIONS D'EMPLOI

Ne pas ingérer. Ne pas inhaler. Évitez le contact avec les yeux. Veillez à lire les précautions générales et les règles d'hygiène au début de ce livre.

HYGIÈNE +++ CHEVEUX +++

BASE MOUSSANTE VÉGÉTALE

Le tensioactif moussant

Les bases moussantes d'origine végétale sont des tensioactifs connus pour leurs propriétés moussantes exceptionnelles. Elles vous permettront de créer des bains moussants ou d'augmenter le pouvoir moussant de vos préparations pour le bain, la douche ou les cheveux.

PROPRIÉTÉS ET BIENFAITS

+++ Possède un pouvoir moussant exceptionnel
+ Tensioactif doux : adapté aux peaux sensibles
+++ Biodégradable

COMMENT L'UTILISER ?

Dosage entre 3 à 30 % du poids total de vos préparations. À faible dose (moins de 3 %), elle peut s'utiliser sans rinçage dans des formules de type « eau micellaire » et lotion démaquillante. Idéal pour :

- ✓ **gel douche** ;
- ✓ **savon liquide** ;
- ✓ **shampoing et après-shampoing** ;
- ✓ **bain moussant** ;
- ✓ **gel nettoyant** (mains, visage) ;
- ✓ **hygiène intime**.

Soluble dans l'eau. Ne pas chauffer.

POUR QUEL TYPE DE PEAU ?

Convient à tous les types de peaux.

PRÉCAUTIONS D'EMPLOI

Ne pas ingérer. Ne pas inhaler. Veillez à lire les précautions générales et les règles d'hygiène au début de ce livre. Évitez le contact avec les yeux.

HYGIÈNE + CHEVEUX +++

BASE CONSISTANTE

Tensioactif consistant & épaississant

Les tensioactifs consistants (d'une viscosité pâteuse) apporteront de la texture et épaissiront vos préparations nettoyantes (à rincer) pour le bain, la douche ou les cheveux. Ils possèdent généralement des propriétés lavantes très douces.

PROPRIÉTÉS ET BIENFAITS

+++ **Épaississant, texturisant :** augmente la viscosité
+ **Tensioactif doux :** adapté aux peaux sensibles
+++ **Biodégradable**

COMMENT L'UTILISER ?

Dosage entre 2 à 35 % du poids total de vos préparations. Partiellement soluble dans l'eau (il peut rester quelques petites particules blanches en supension).

Idéal pour :

✓ **shampoings** ;
✓ **gels douche** ;
✓ **savons liquides** ;
✓ **bains moussants** ;
✓ **gels nettoyants** (mains, visage) ;
✓ **hygiène intime**.

POUR QUEL TYPE DE PEAU ?

Convient à tous les types de peaux.

PRÉCAUTIONS D'EMPLOI

Ne pas ingérer. Ne pas inhaler. Évitez le contact avec les yeux. Veillez à lire les précautions générales et les règles d'hygiène au début de ce livre.

CHEVEUX +++

SODIUM COCO SULFATE

Base pour shampoing solide

Dérivé de l'huile de coco, ce tensioactif solide produit une mousse très abondante et nettoie efficacement. C'est l'ingrédient de base incontournable pour tous vos shampoings solides.

PROPRIÉTÉS ET BIENFAITS

+++ Base pour la réalisation de shampoings solides
+++ Pouvoir moussant et lavant très important

COMMENT L'UTILISER ?

Dosage de 10 à 90 % du poids total de votre préparation pour :
✓ **shampoings solides** en barre, en galets ou toute autre forme moulée et parfumée au gré de votre imagination.

Selon votre type de cheveux, le dosage en sodium coco sulfate idéal sera :
✓ 80-90 % pour les **cheveux gras** (+ 5-10 % d'huiles végétales et 5-10 % d'eau/hydrolat) ;
✓ 70-80 % pour les **cheveux normaux** (+ 10-20 % d'huiles végétales et 10 % d'eau/hydrolat) ;
✓ 60-70 % pour les **cheveux secs** (+ 20-30 % d'huiles végétales et 10 % d'eau/hydrolat).

Soluble dans l'eau chaude. Il est parfois nécessaire de le chauffer 30 minutes pour le ramollir correctement. Il est important de savoir que le coco sulfate ramollit mais ne fond jamais complètement.

POUR QUEL TYPE DE PEAU ?

✓ Convient à tous les types de cheveux.
✓ Bien adapté pour les cheveux gras.

PRÉCAUTIONS D'EMPLOI

Attention, le sodium coco sulfate peut être irritant pour les muqueuses et les yeux. Ne pas ingérer. Ne pas inhaler. Produit pulvérulent : il peut être nécessaire de porter un masque pour ne pas inhaler la poussière. Veillez à lire les précautions générales et les règles d'hygiène au début de ce livre.

HYGIÈNE +++ CORPS +++ VISAGE +++

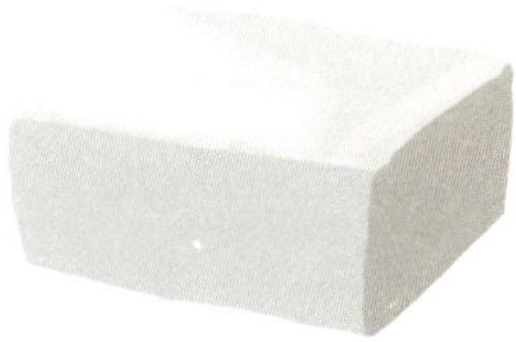

MELT AND POUR

Base de savon solide

Le *melt and pour*, qui se traduit de l'anglais par « faites fondre & versez », est une base de savon glycérinée naturelle que l'on fait fondre très simplement au bain-marie et à laquelle il est possible d'ajouter de multiples ingrédients (actifs, huiles essentielles, parfums…). Il est possible de créer des formes originales au gré de votre imagination et de vos désirs.

PROPRIÉTÉS ET BIENFAITS

+++ Fond très facilement : coule aisément dans les moules
+++ Possède un bon pouvoir moussant
+++ Se solidifie vite
+++ Ne rétrécit pas après le refroidissement
+++ Offre un toucher doux à la peau
+++ Hydrate et adoucit la peau
+++ Donne des savons uniformes et sans aspérités : utilisables quelques heures après la solidification

COMMENT L'UTILISER ?

Point de fusion : 45-55 °C.
Faites fondre la base de melt and pour au bain-marie, puis ajoutez d'autres ingrédients pour lui apporter des propriétés supplémentaires si besoin. Laissez sécher quelques heures : il s'utilise alors comme un savon traditionnel.

POUR QUEL TYPE DE PEAU ?

Convient à tous les types de peaux.

PRÉCAUTIONS D'EMPLOI

Ne pas ingérer. Ne pas inhaler. Évitez le contact avec les yeux. Veillez à lire les précautions générales et les règles d'hygiène au début de ce livre.

Conservateurs

Afin de pouvoir profiter sans risque de vos cosmétiques maison durant plusieurs mois après leur réalisation, il est essentiel d'utiliser certains ingrédients complémentaires. Naturels ou éco-certifiables, la vitamine E et l'isocide sont indispensables à la bonne conservation de vos préparations. La vitamine E empêchera l'oxydation prématurée des phases huileuses, tandis que l'isocide préviendra la prolifération microbienne dans la phase aqueuse (il est également possible de remplacer l'isocide par de l'extrait de pépins de pamplemousse).

VISAGE +++ USAGE LOCAL +++ HYGIÈNE +++ CORPS +++ CHEVEUX +++

VITAMINE E

L'antioxydant des phases huileuses

La vitamine E est à la fois un actif cosmétique reconnu et un conservateur des phases huileuses pour vos préparations cosmétiques. Cet antioxydant surpuissant est primordial pour éviter l'oxydation puis le rancissement des huiles végétales et de toute phase huileuse. De plus, cette propriété antioxydante aide à lutter contre le vieillissement prématuré des cellules de la peau.

Le saviez-vous ?

En plus de ses propriétés exceptionnelles en cosmétique, la vitamine E est un très bon antioxydant général. En effet, par voie orale, elle aide à diminuer le stress oxydatif infligé à nos cellules par le soleil, les toxines que nous mangeons, la pollution, etc. Attention, la vitamine E à usage cosmétique ne doit pas être utilisée par voie orale.

PROPRIÉTÉS ET BIENFAITS

Comme actif cosmétique, la vitamine E sera un parfait allié de vos crèmes anti-âge, soins réparateurs après-soleil ou crèmes pour peaux sèches. Antioxydante, elle réduit l'action des radicaux libres sur la peau et prévient le vieillissement prématuré des cellules cutanées. Dans vos cosmétiques ou dans vos huiles végétales, elle jouera un rôle protecteur pour les phases huileuses et réduira efficacement l'oxydation due, par exemple, à la lumière et à la chaleur. Cette oxydation ou « rancissement » des huiles les rend impropres à la consommation (odeur rance, changement de couleur...), il est donc important de les conserver de manière optimale. La vitamine E est composée d'un mélange de tocophérols naturels (vitamine E) et d'huile végétale (soja ou tournesol le plus souvent).

COMMENT L'UTILISER ?

À ajouter en fin de préparation. La vitamine E étant un liquide très visqueux, la première goutte peut être longue à couler. Dosage conseillé de 0,2 % de la préparation, soit :

- 1 goutte pour 10 ml d'huile ou de beurre (si une seule phase ou phases non miscibles) ;
- 1 goutte pour 10 ml d'émulsion.

✓ Pour toutes préparations huileuses : **beurres, huiles**.
✓ Pour toutes préparations contenant une phase huileuse : **crèmes, laits, shampoings, gels douche, démaquillants, biphasés, etc.**
✓ **Dans vos huiles végétales** à usage cosmétique pour les conserver plus longtemps.
✓ **Dans vos crèmes anti-âge** et pour peaux sèches ou agressées par le soleil.

POUR QUEL TYPE DE PEAU ?

Convient à tous les types de peaux.

PRÉCAUTIONS D'EMPLOI

Ne pas ingérer. Ne pas inhaler.

VISAGE +++ USAGE LOCAL +++ HYGIÈNE +++ CORPS +++ CHEVEUX +++

ISOCIDE

Conservateur des phases aqueuses

Les propriétés antibactériennes et antifongiques de ce conservateur des phases aqueuses empêcheront le développement de micro-organismes dans vos cosmétiques (bactéries, germes, moisissures…). L'isocide est « éco-certifiable » et compatible avec les mentions « bio ».

Le saviez-vous ?

L'isocide est un des rares conservateurs autorisés par Ecocert. Il est composé d'alcool benzylique (principalement) et d'acide déhydroacétique.

Si vous souhaitez utiliser un conservateur différent, vous pouvez remplacer l'isocide par de l'extrait de pépins de pamplemousse (appelé également EPP). Une goutte d'EPP à la place d'une goutte d'isocide.

PROPRIÉTÉS ET BIENFAITS

Grâce à ses propriétés antimicrobiennes à large spectre, ce conservateur empêche le développement des bactéries, levures et moisissures dans toutes vos préparations aqueuses ou émulsions, permettant ainsi de les conserver plus longtemps.

COMMENT L'UTILISER ?

Dosage recommandé de 0,6 % du poids total de votre préparation, soit :

- 12 gouttes pour 50 ml de phase aqueuse (si une seule phase ou phases non miscibles) ;
- 12 gouttes pour 50 ml d'émulsion.

À ajouter en fin de préparation, à froid (ou légèrement tiède), bien agiter pour homogénéiser.

✓ Dans toutes vos préparations aqueuses : **gels, lotions, brumes**.
✓ Dans toutes vos préparations contenant une phase aqueuse : **crèmes, laits, shampoings, gels douche, démaquillants, biphasés, etc.**

POUR QUEL TYPE DE PEAU ?

Convient à tous les types de cheveux.

PRÉCAUTIONS D'EMPLOI

Ne pas ingérer. Ne pas inhaler. Peut entrer à faibles doses dans la composition d'un démaquillant ou d'un sérum pour les yeux, mais ne doit pas être appliqué pur autour ou dans les yeux. En cas de projections, bien rincer à l'eau et contacter un médecin.

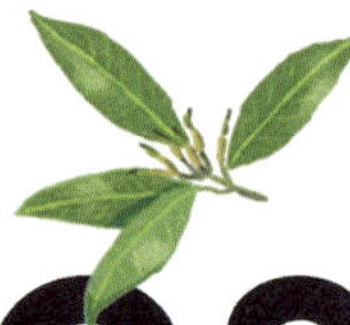

NOS RECETTES COSMÉTIQUES

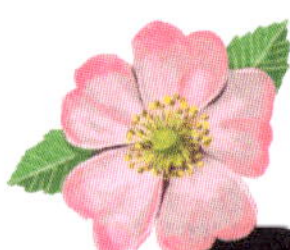

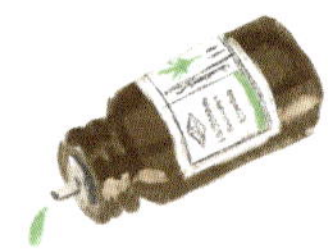

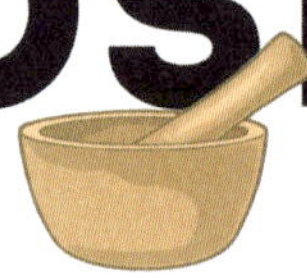

Visage, corps, cheveux,
pieds, mains et ongles,
hygiène, plaisir

Visage

Nous vous proposons dans ce chapitre les formules (recettes) de base, idéales et universelles, pour réaliser tous vos soins du visage (crèmes de jour, crèmes de nuit, démaquillants, lotions, masques…). Chaque recette détaille de manière simple et précise le mode opératoire ainsi que la liste des ingrédients à utiliser en fonction de votre type de peau et de vos besoins. Ce chapitre vous donne également les clés pour aller encore plus loin et réaliser vos propres recettes.

CRÈME DE JOUR
UNIVERSELLE

Une crème de jour doit être légère et hydratante, onctueuse mais non collante. C'est elle qui protège la peau des agressions extérieures et qui maintient l'hydratation cutanée tout au long de la journée. Elle doit de ce fait contenir majoritairement de l'hydrolat, garant de l'hydratation, et un peu d'huile végétale pour nourrir légèrement la peau sans la rendre grasse ou brillante. Des actifs et des huiles essentielles peuvent être ajoutés afin d'apporter des propriétés supplémentaires.
Nous vous proposons ici une formule idéale, simple et très efficace, particulièrement facile à réaliser, que vous pourrez décliner en fonction de vos besoins.

Notre formulation idéale pour réaliser 50 ml de crème de jour

Huile végétale	**8 ml**
Hydrolat	**37 ml**
Bicarbonate de soude (si hydrolat conservé, voir introduction)	**0,15 g**
Cutina	**3 g**
Huile essentielle	**4 gouttes**
Isocide (ou EPP)	**12 gouttes**
Vitamine E	**4 gouttes**

Conservation
3 mois après fabrication.

Durée et difficulté
25 minutes. Difficulté intermédiaire.

PRÉPARATION

Dans un premier bol, mélangez l'huile végétale et la cutina.

Dans un second bol, mélangez l'hydrolat et le bicarbonate de soude.

Faites chauffer une grande (ou deux petites) casserole(s) d'eau chaude. Lorsque l'eau frémit, placez vos deux bols en même temps au bain-marie (attention à ce que de l'eau ne rentre pas dans vos bols).

Faites chauffer sans agiter ni remuer (l'eau doit rester frémissante). Dès que la cutina a totalement fondu, patientez encore une minute afin d'obtenir la bonne température puis retirez vos bols du bain-marie.

Versez sans attendre la phase aqueuse dans la phase huileuse et battez énergiquement à la fourchette ou au fouet pendant au moins cinq minutes.

Lorsque votre préparation est onctueuse et homogène, laissez refroidir quelques minutes puis ajoutez l'isocide (ou EPP), la vitamine E et les huiles essentielles.

Mélangez bien puis transvasez dans un pot ou un flacon airless de 50 ml à l'aide d'une cuillère ou d'une spatule en silicone.

Attendez 15 minutes le refroidissement complet : c'est prêt !

UTILISATION

Le matin, sur visage propre et sec.

Selon vos besoins !

Voici la liste des ingrédients que nous vous recommandons en fonction de votre type de peau. Nous avons parfois sélectionné plusieurs ingrédients dont les propriétés sont efficaces et adaptées à votre besoin.

Votre peau est…	Huile végétale	Hydrolat	Huile essentielle
Sèche	**Avocat** Hydratante et régénérante **Carthame** Réparatrice et nourrissante	**Bleuet** Apaisant et rafraîchissant	**Carotte** Éclaircissante et régénérante **Bois de rose** Régénérante et raffermissante
Normale	**Noyaux d'abricots** Adoucissante et assouplissante **Macadamia** Adoucissante et hydratante	**Fleur d'oranger** Régénérant et apaisant	**Géranium Bourbon** Tonique et cicatrisante **Petit grain** Régénérante et régulatrice
Mixte à grasse	**Jojoba** Régulatrice et pénétrante **Noisette** Régulatrice et pénétrante	**Lavande** Purifiant et astringent	**Petit grain** Régénérante et régulatrice ***Tea tree*** Purifiante et réparatrice
Sensible	**Amande douce** Douce et protectrice **Avocat** Hydratante et régénérante	**Bleuet** Apaisant et rafraîchissant	**Lavande vraie** Régénérante et cicatrisante **Bois de rose** Régénérante et raffermissante
Mature	**Argan** Anti-âge et protectrice **Onagre** Anti-âge et protectrice	**Rose** Tonifiant et antirides	**Bois de rose** Régénérante et raffermissante **Ylang-ylang** Régulatrice et régénérante
À problèmes	**Noisette** Régulatrice et pénétrante **Jojoba** Régulatrice et pénétrante	**Lavande** Purifiant et astringent	***Tea tree*** Purifiante et réparatrice **Lavande vraie** Régénératrice et cicatrisante
Terne	**Noyaux d'abricots** Illuminatrice et antioxydante **Carotte** Illuminatrice et assouplissante	**Fleur d'oranger** Régénérant et apaisant	**Carotte** Éclaircissante et régénérante **Géranium Bourbon** Tonique et cicatrisante

Pour plus d'informations concernant les propriétés des ingrédients que vous choisirez dans votre recette, n'oubliez pas de vous référer à la première partie de ce livre.

PRÉCAUTIONS

Pour encore plus de sécurité, veillez à lire attentivement les précautions générales et les règles d'hygiène, ainsi que les précautions particulières de chaque ingrédient et actif, à la fois dans la première partie de ce livre et en vous conformant aux directives du fabricant. Notez que les femmes enceintes et allaitantes peuvent utiliser toutes les recettes décrites dans cet ouvrage à condition de ne pas inclure les huiles essentielles dans la préparation (nous préconisons le principe de précaution maximal).

POUR ALLER PLUS LOIN, AJOUTEZ...

✓ **Des AHA** (acides de fruits) pour illuminer le teint et accroître l'effet « bonne mine » :
1 ml dans 50 ml de préparation. À ajouter en toute fin de préparation lorsque l'émulsion a déjà pris. Les AHA acidifient la préparation, il est donc nécessaire :
- d'utiliser 0,25 g de bicarbonate de soude (au lieu de 0,15 g) pour équilibrer le pH ;
- ou de remplacer la cutina par 3 g d'Olivem 1000, dont l'efficacité ne dépend pas du pH (en conservant 0,15 g de bicarbonate de soude).

✓ **De l'acide hyaluronique** pour ses propriétés repulpantes et anti-âge :
0,1 g dans 50 ml de crème, à ajouter en fin de préparation.

CONSEILS ET ASTUCES

C'est l'émulsifiant, ici la cutina, qui donne de la texture à la crème. Vous pouvez, en modifiant la quantité de cutina, obtenir une crème plus ou moins épaisse. Avec 2,5 g de cutina au lieu de 3 g, votre crème sera plus fluide et sa texture se rapprochera de celle d'un lait. À l'inverse, avec 4 g de cutina, la texture de votre crème sera plus épaisse et plus riche.
Si vous ne disposez pas d'une balance permettant de peser avec une précision de 0,1 g, reportez-vous au chapitre « Poids et mesures » en fin d'ouvrage, nous y avons rédigé un tableau de correspondance avec des cuillères doseuses.

CRÈME DE NUIT
UNIVERSELLE

Une crème de nuit devra être plus riche qu'une crème de jour et un peu plus grasse afin d'être beaucoup plus nourrissante. La proportion d'huiles végétales est plus importante, mais les hydrolats conservent une place toujours primordiale afin de permettre une hydratation prolongée de la peau. De texture non collante, elle conviendra également aux peaux mixtes et grasses.
Nous vous proposons ici une formule idéale, simple et efficace, particulièrement facile à réaliser, que vous pourrez décliner en fonction de vos besoins.

Notre formulation idéale pour réaliser 50 ml de crème de nuit

Huile végétale	**15 ml**
Hydrolat	**30 ml**
Bicarbonate de soude (si hydrolat conservé, voir introduction)	**0,15 g**
Cutina	**3 g**
Huile essentielle	**4 gouttes**
Isocide (ou EPP)	**12 gouttes**
Vitamine E	**4 gouttes**

Conservation
3 mois après fabrication.

Durée et difficulté
25 minutes.
Difficulté intermédiaire.

PRÉPARATION

Dans un premier bol, mélangez l'huile végétale et la cutina.

Dans un second bol, mélangez l'hydrolat et le bicarbonate de soude.

Faites chauffer une grande (ou deux petites) casserole(s) d'eau chaude. Lorsque l'eau frémit, placez vos deux bols en même temps au bain-marie (attention à ce que de l'eau ne rentre pas dans vos bols).

Faites chauffer sans agiter ni remuer (l'eau doit rester frémissante). Dès que la cutina a totalement fondu, patientez encore une minute afin d'obtenir la bonne température puis retirez vos bols du bain-marie.

Versez sans attendre la phase aqueuse dans la phase huileuse et battez énergiquement à la fourchette ou au fouet pendant au moins cinq minutes. Lorsque votre préparation est onctueuse et homogène, laissez refroidir quelques minutes puis ajoutez l'isocide (ou l'EPP), la vitamine E et les huiles essentielles.

Mélangez bien puis transvasez dans un pot ou un flacon airless de 50 ml à l'aide d'une cuillère ou d'une spatule en silicone.

Attendez 15 minutes le refroidissement complet : c'est prêt !

UTILISATION

Le soir, sur visage propre et sec.

Selon vos besoins !

Voici la liste des ingrédients que nous vous recommandons en fonction de votre type de peau. Nous avons parfois sélectionné plusieurs ingrédients dont les propriétés sont efficaces et adaptées à votre besoin.

Votre peau est…	Huile végétale	Hydrolat	Huile essentielle
Sèche	**Macadamia** Adoucissante et hydratante **Coco** Ultranourrissante et apaisante	**Bleuet** Apaisant et rafraîchissant	**Ylang-ylang** Régulatrice et régénérante **Bois de rose** Régénérante et raffermissante
Normale	**Noyaux d'abricots** Adoucissante et assouplissante **Amande douce** Douce et protectrice	**Fleur d'oranger** Régénérant et apaisant	**Géranium Bourbon** Tonique et cicatrisante **Petit grain** Régénérante et régulatrice
Mixte à grasse	**Jojoba** Régulatrice et pénétrante **Noisette** Régulatrice et pénétrante	**Lavande** Purifiant et astringent	**Palmarosa** Cicatrisante et régénérante **Citron** Délipidante et antioxydante
Sensible	**Macadamia** Adoucissante et hydratante **Avocat** Hydratante et régénérante	**Bleuet** Apaisant et rafraîchissant	**Lavande vraie** Régénérante et cicatrisante **Bois de rose** Régénérante et raffermissante
Mature	**Rose musquée** Anti-âge et émolliente **Onagre** Anti-âge et protectrice	**Rose** Tonifiant et antirides	**Bois de rose** Régénérante et raffermissante **Ylang-ylang** Régulatrice et régénérante
À problèmes	**Noisette** Régulatrice et pénétrante **Jojoba** Régulatrice et pénétrante	**Lavande** Purifiant et astringent	***Tea tree*** Purifiante et réparatrice **Romarin à cinéole** Tonique et purifiante
Terne	**Rose musquée** Anti-âge et émolliente **Carotte** Illuminatrice et assouplissante	**Fleur d'oranger** Régénérant et apaisant	**Citron** Délipidante et antioxydante **Carotte** Éclaircissante et régénérante

Pour plus d'informations concernant les propriétés des ingrédients que vous choisirez dans votre recette, n'oubliez pas de vous référer à la première partie de ce livre.

PRÉCAUTIONS

Pour encore plus de sécurité, veillez à lire attentivement les précautions générales et les règles d'hygiène, ainsi que les précautions particulières de chaque ingrédient et actif, à la fois dans la première partie de ce livre et en vous conformant aux directives du fabricant. Notez que les femmes enceintes et allaitantes peuvent utiliser toutes les recettes décrites dans cet ouvrage à condition de ne pas inclure les huiles essentielles dans la préparation (nous préconisons le principe de précaution maximal).

POUR ALLER PLUS LOIN, AJOUTEZ…

✓ **De l'urée** pour ses propriétés ultrahydratantes : 2,5 g d'urée pour 50 ml de préparation. À broyer dans un mortier puis à ajouter à la phase aqueuse (avec le bicarbonate de soude) une fois chaude.

✓ **De l'acide hyaluronique** pour ses bienfaits repulpants, antirides et anti-âge : 0,1 g dans 50 ml de crème, à ajouter en fin de préparation.

CONSEILS ET ASTUCES

Le citron est une huile essentielle très prisée pour ses effets illuminateurs et toniques. Parfait antiseptique cutané, elle est idéale pour les peaux mixtes et grasses. Mais attention, le citron est une huile essentielle photosensibilisante, il est donc fortement déconseillé de s'exposer au soleil dans les six heures qui suivent l'application. Elle trouvera sa place plutôt dans les soins du soir ou de la nuit et sera déconseillée dans les crèmes de jour.

C'est l'émulsifiant, ici la cutina, qui donne de la texture à la crème. Vous pouvez, en modifiant la quantité de cutina, obtenir une crème plus ou moins épaisse. Avec 2,5 g de cutina au lieu de 3 g, votre crème sera plus fluide et sa texture se rapprochera de celle d'un lait. À l'inverse, avec 4 g de cutina, la texture de votre crème sera plus épaisse et plus riche.

Si vous ne disposez pas d'une balance permettant de peser avec une précision de 0,1 g, reportez-vous au chapitre « Poids et mesures » en fin d'ouvrage, nous y avons rédigé un tableau de correspondance avec des cuillères doseuses.

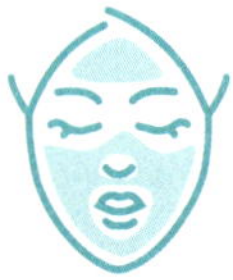

MASQUE ET GOMMAGE À L'ARGILE

Les argiles ont la propriété d'absorber de grandes quantités de liquide et de se transformer en pâte, elles sont de ce fait idéales en cosmétique pour la réalisation de masques. Toutes ont la propriété de capter les particules et toxines qui obstruent les pores de notre peau. Ce sont d'excellents purifiants et nettoyants cutanés qui régulent également l'excès de sébum et matifient la peau. Notre recette de masque ne dessèche pas la peau grâce à l'huile végétale qu'elle contient. Polyvalente, elle est agréable à utiliser et laissera, entre autres, votre teint frais et votre peau douce.
Nous vous proposons ici une formule idéale, simple et efficace, particulièrement facile à réaliser, que vous pourrez décliner en fonction de vos besoins.

Notre formulation idéale pour réaliser 50 ml de masque à l'argile

Argile	**50 g**
Hydrolat	**30 ml**
Huile végétale	**5 ml**
Huile essentielle	**10 gouttes**
Isocide (ou EPP)	**12 gouttes**
Vitamine E	**4 gouttes**

Conservation
3 mois après fabrication.

Durée et difficulté
15 minutes. Facile.

PRÉPARATION

Placez l'argile dans un premier bol. N'utilisez pas de cuillère ou de bol en métal (déconseillé avec de l'argile). Préférez une spatule en silicone et un bol en verre, par exemple.

Dans un second bol, versez l'hydrolat, l'huile végétale, l'huile essentielle, la vitamine E et l'isocide (ou l'EPP).

Mélangez énergiquement pour émulsionner puis versez le contenu du second bol dans l'argile.

Mélangez bien et homogénéisez : c'est prêt !

UTILISATION

Le soir, lavez votre visage puis appliquez sur peau humide votre masque à l'argile. Massez légèrement et laissez poser environ cinq à huit minutes. Lorsque votre masque commence à sécher sur certaines zones du visage, c'est le signe qu'il faut le rincer ! Rincez à l'eau claire puis séchez en tamponnant.

À réaliser deux fois par semaine pour les peaux normales à grasses, et une fois par semaine, voire une fois toutes les deux semaines, pour les peaux sensibles.

Selon vos besoins !

Voici la liste des ingrédients que nous vous recommandons en fonction de votre type de peau. Nous avons parfois sélectionné plusieurs ingrédients dont les propriétés sont efficaces et adaptées à votre besoin.

Votre peau est…	Huile végétale	Hydrolat	Argile	Huile essentielle
Sèche	**Avocat** Hydratante et régénérante **Coco** Ultranourrissante et apaisante	**Bleuet** Apaisant et rafraîchissant	**Rouge** Illuminatrice et décongestionnante **Blanche** Matifiante et adoucissante	**Ylang-ylang** Régulatrice et régénérante **Bois de rose** Régénérante et raffermissante
Normale	**Noyaux d'abricots** Adoucissante et assouplissante **Macadamia** Adoucissante et hydratante	**Fleur d'oranger** Régénérant et apaisant	**Blanche** Matifiante et adoucissante **Rouge** Illuminatrice et décongestionnante	**Petit grain** Régénérante et régulatrice **Bois de rose** Régénérante et raffermissante
Mixte à grasse	**Jojoba** Régulatrice et pénétrante **Noisette** Régulatrice et pénétrante	**Lavande** Purifiant et astringent	**Verte** Purifiante et nettoyante **Jaune** Stimulante et antitaches	**Palmarosa** Cicatrisante et régénérante ***Tea tree*** Purifiante et réparatrice
Sensible	**Avocat** Hydratante et régénérante **Carthame** Réparatrice et nourrissante	**Bleuet** Apaisant et rafraîchissant	**Blanche** Matifiante et adoucissante **Rouge** Illuminatrice et décongestionnante	**Lavande vraie** Régénérante et cicatrisante **Bois de rose** Régénérante et raffermissante
Mature	**Onagre** Anti-âge et protectrice **Rose musquée** Anti-âge et émolliente	**Rose** Tonifiant et antirides	**Rouge** Illuminatrice et décongestionnante **Jaune** Stimulante et antitaches	**Ylang-ylang** Régulatrice et régénérante **Carotte** Éclaircissante et régénérante
À problèmes	**Noisette** Régulatrice et pénétrante **Jojoba** Régulatrice et pénétrante	**Lavande** Purifiant et astringent	**Rhassoul** Dégraissante et purifiante **Verte** Purifiante et nettoyante	**Citron** Délipidante et antioxydante ***Tea tree*** Purifiante et réparatrice
Terne	**Noyaux d'abricots** Illuminatrice et antioxydante **Carotte** Illuminatrice et assouplissante	**Fleur d'oranger** Régénérant et apaisant	**Jaune** Stimulante et antitaches **Rouge** Illuminatrice et décongestionnante	**Carotte** Éclaircissante et régénérante **Ylang-ylang** Régulatrice et régénérante

Pour plus d'informations concernant les propriétés des ingrédients que vous choisirez dans votre recette, n'oubliez pas de vous référer à la première partie de ce livre.

PRÉCAUTIONS

Pour encore plus de sécurité, veillez à lire attentivement les précautions générales et les règles d'hygiène, ainsi que les précautions particulières de chaque ingrédient et actif, à la fois dans la première partie de ce livre et en vous conformant aux directives du fabricant. Notez que les femmes enceintes et allaitantes peuvent utiliser toutes les recettes décrites dans cet ouvrage à condition de ne pas inclure les huiles essentielles dans la préparation (nous préconisons le principe de précaution maximal).

POUR ALLER PLUS LOIN, AJOUTEZ…

✓ **De la poudre de noyaux d'olives aux puissantes vertus exfoliantes :** ajoutez 7 g de poudre de noyaux d'olives À LA PLACE de 7 g d'argile : soit 43 g d'argile + 7 g de poudre de noyaux d'olives. Vous pourrez alors réaliser un massage exfoliant et gommant avec votre préparation avant de laisser poser votre masque.

✓ **De la poudre de pépins de fraises aux vertus exfoliantes modérées :** ajoutez 7 g de poudre de pépins de fraises À LA PLACE de 7 g d'argile : soit 43 g d'argile + 7 g de poudre de pépins de fraises. Vous pourrez alors réaliser un massage exfoliant et gommant avec votre préparation avant de laisser poser votre masque.

CONSEILS ET ASTUCES

En plus de bien nettoyer sa peau, il est souvent utile, avant d'appliquer un masque, de réaliser un gommage. Celui-ci va en effet désincruster en profondeur et éliminer les toxines, les polluants et les peaux mortes qui obstruent les pores de notre épiderme.

Pour les peaux les plus sensibles, simplement appliquer quelques minutes un tissu chaud et humide sur le visage avant de réaliser le masque. Sous l'effet de la chaleur, les pores vont se dilater et permettre une meilleure pénétration des actifs du masque dans les tissus cutanés.

Si votre masque vous semble trop sec ou trop liquide, vous pouvez ajuster la texture en ajoutant de l'argile ou de l'eau stérilisée.

Après quelques semaines, il est possible que votre masque sèche légèrement. Vous pouvez alors le réhydrater pour le ramollir un peu en ajoutant de 1 à 3 ml d'eau stérilisée (à mélanger dans le pot).

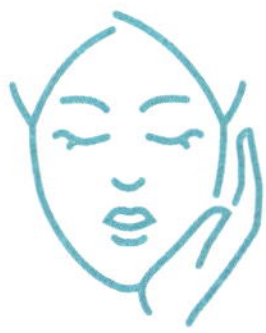

GOMMAGE AU SUCRE POUR LE VISAGE

Contrairement aux ingrédients exfoliants traditionnels, le sucre se dissoudra progressivement dans l'eau de la douche ou du bain, ce qui le rend particulièrement agréable à utiliser. Le gommage à base de sucre est un gommage doux comparé aux gommages au sel, aux poudres de coques ou de noyaux de fruits qui, eux, seront très efficaces pour des zones ou des peaux moins sensibles. En bonus, les huiles végétales adouciront la peau, et l'hydrolat apportera l'hydratation dont le visage a besoin. La taille des grains de sucre utilisés déterminera la puissance du gommage.

Notre formulation idéale pour réaliser 50 ml de gommage pour le visage

Sucre	**50 g**
Huile végétale n° 1	**10 ml**
Huile végétale n° 2	**10 ml**
Hydrolat	**5 ml**
Huile essentielle	**6 gouttes**
Isocide (ou l'EPP)	**12 gouttes**
Vitamine E	**4 gouttes**

Conservation
3 mois après fabrication.

Durée et difficulté
15 minutes. Ultra facile.

PRÉPARATION

Versez le sucre dans un bol. Ajoutez-y les deux huiles végétales de votre choix (en fonction des bienfaits souhaités et de votre type de peau) qui, contrairement à l'hydrolat, ne solubilisent pas le sucre.

Mélangez puis ajoutez l'hydrolat. Une petite partie du sucre va fondre au contact de l'hydrolat, formant ainsi la phase aqueuse du gommage.

Ajoutez enfin l'huile essentielle, la vitamine E et l'isocide (ou l'EPP). Mélangez énergiquement. Homogénéisez. C'est prêt !

Note : selon vos envies, vous pouvez rajouter un peu de sucre à la fin de la préparation si vous trouvez le gommage trop liquide et que vous souhaitez un pouvoir exfoliant plus important.

UTILISATION

Le soir, lavez votre visage puis appliquez sur peau humide le gommage au sucre. Massez doucement en effectuant de petits mouvements circulaires. Rincez à l'eau claire puis séchez en tamponnant.

À réaliser deux fois par semaine pour les peaux normales à grasses, et une fois par semaine, voire une fois toutes les deux semaines, pour les peaux sensibles.

Selon vos besoins !

Voici la liste des ingrédients que nous vous recommandons en fonction de votre type de peau. Nous avons parfois sélectionné plusieurs ingrédients dont les propriétés sont efficaces et adaptées à votre besoin.

Votre peau est…	Huile végétale 1	Huile végétale 2	Hydrolat	Huile essentielle
Sèche	**Carthame** Réparatrice et nourrissante	**Ricin** Purifiante et éclaircissante	**Bleuet** Apaisant et rafraîchissant	**Bois de rose** Régénérante et raffermissante **Ylang-ylang** Régulatrice et régénérante
Normale	**Noyaux d'abricots** Adoucissante et assouplissante	**Macadamia** Adoucissante et hydratante	**Fleur d'oranger** Régénérant et adoucissant	**Géranium Bourbon** Tonique et cicatrisante **Bois de rose** Régénérante et raffermissante
Mixte à grasse	**Jojoba** Régulatrice et pénétrante	**Noisette** Hydratante et pénétrante	**Lavande** Purifiant et astringent	**Tea tree** Purifiante et réparatrice **Romarin à cinéole** Tonique et astringente
Sensible	**Macadamia** Adoucissante et hydratante	**Amande douce** Douce et protectrice	**Bleuet** Apaisant et rafraîchissant	**Lavande vraie** Régénérante et cicatrisante **Bois de rose** Régénérante et raffermissante
Mature	**Argan** Anti-âge et protectrice	**Rose musquée** Anti-âge et émolliente	**Rose** Tonifiant et antirides	**Carotte** Éclaircissante et régénérante
À problèmes	**Jojoba** Régulatrice et pénétrante	**Noisette** Régulatrice et pénétrante	**Lavande** Purifiant et astringent	**Citron** Délipidante et antioxydante ***Tea tree*** Purifiante et réparatrice
Terne	**Noyaux d'abricots** Illuminatrice et antioxydante	**Carotte** Détoxifiante et éclaircissante	**Fleur d'oranger** Régénérant et apaisant	**Géranium Bourbon** Tonique et cicatrisante **Ylang-ylang** Régulatrice et régénérante

Pour plus d'informations concernant les propriétés des ingrédients que vous choisirez dans votre recette, n'oubliez pas de vous référer à la première partie de ce livre.

PRÉCAUTIONS

Pour encore plus de sécurité, veillez à lire attentivement les précautions générales et les règles d'hygiène, ainsi que les précautions particulières de chaque ingrédient et actif, à la fois dans la première partie de ce livre et en vous conformant aux directives du fabricant. Notez que les femmes enceintes et allaitantes peuvent utiliser toutes les recettes décrites dans cet ouvrage à condition de ne pas inclure les huiles essentielles dans la préparation (nous préconisons le principe de précaution maximal).

POUR ALLER PLUS LOIN, AJOUTEZ…

✓ **De la poudre de pépins de fraises aux vertus exfoliantes faibles à modérées pour accentuer encore l'effet du gommage :** ajoutez 7 g de poudre de pépins de fraises
À LA PLACE de 7 g de sucre : soit 43 g de sucre + 7 g de poudre de pépins de fraises.

CONSEILS ET ASTUCES

La texture de votre gommage sera fortement dépendante du type de sucre utilisé :

✓ **du sucre roux à gros grains :** en proportions désirées pour augmenter l'effet exfoliant ;
✓ **du sucre glace :** en proportions désirées pour adoucir l'effet du gommage ;
✓ **du sucre brun ou cassonade :** pour un effet « bonne mine » ;
✓ **du sucre fin classique :** pour un gommage simple d'intensité moyenne.

Toutes les proportions de chacun des types de sucre sont possibles.
À vos recettes !

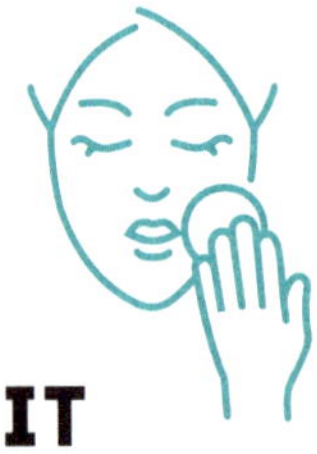

LAIT DÉMAQUILLANT HYDRATANT

La texture très légère de ce lait hydrate la peau et la nourrit en douceur tout en permettant de nettoyer efficacement tout type de maquillage (même waterproof). Sa texture non grasse pénètre rapidement et ne nécessite pas de rinçage. Pour les peaux mixtes à grasses, il peut également servir de lait hydratant, sa composition lui permettant de remplacer une crème. Nous vous proposons ici une formule idéale, simple et efficace, particulièrement facile à réaliser, que vous pourrez décliner en fonction de vos besoins.

Notre formulation idéale pour réaliser 100 ml de lait démaquillant

Huile végétale	**30 ml**
Hydrolat	**50 ml**
Eau stérilisée	**20 ml**
Cutina	**4 g**
Bicarbonate de soude (si hydrolat conservé, voir introduction)	**0,3 g**
Huile essentielle	**6 gouttes**
Isocide (ou EPP)	**24 gouttes**
Vitamine E	**10 gouttes**

Conservation
3 mois après fabrication.

Durée et difficulté
25 minutes. Moyennement facile.

PRÉPARATION

Dans un premier bol, mélangez l'huile végétale et la cutina. Dans un second bol, mélangez l'hydrolat, l'eau stérilisée (eau préalablement bouillie afin de lui laisser le temps de refroidir) et le bicarbonate de soude.

Faites chauffer une grande (ou deux petites) casserole(s) d'eau chaude. Lorsque l'eau frémit, placez vos deux bols en même temps au bain-marie (attention à ce que de l'eau ne rentre pas dans vos bols).

Faites chauffer sans agiter ni remuer (l'eau doit rester frémissante). Dès que la cutina a totalement fondu, patientez encore une minute afin d'obtenir la bonne température puis retirez vos bols du bain-marie. Versez sans attendre la phase aqueuse dans la phase huileuse et battez énergiquement à la fourchette ou au fouet pendant au moins cinq minutes.

Lorsque votre préparation est onctueuse et homogène, laissez refroidir quelques minutes puis ajoutez l'isocide (ou l'EPP), la vitamine E et les huiles essentielles.

Mélangez bien puis transvasez dans un flacon de 100 ml à l'aide d'un entonnoir ou d'une pipette.

Attendez 15 minutes le refroidissement complet : c'est prêt !

UTILISATION

Peut s'utiliser le soir ou le matin, comme démaquillant ou comme nettoyant. Appliquez sur un coton ou un tissu démaquillant puis nettoyez votre visage en évitant les yeux. Il n'est pas utile de rincer.

Selon vos besoins !

Voici la liste des ingrédients que nous vous recommandons en fonction de votre type de peau. Nous avons parfois sélectionné plusieurs ingrédients dont les propriétés sont efficaces et adaptées à votre besoin.

Votre peau est…	Huile végétale	Hydrolat	Huile essentielle
Sèche	**Avocat** Hydratante et régénérante	**Bleuet** Apaisant et décongestionnant oculaire	**Ylang-ylang** Régulatrice et régénérante **Carotte** Éclaircissante et régénérante
Normale	**Noyaux d'abricots** Adoucissante et assouplissante	**Fleur d'oranger** Régénérant et apaisant	**Géranium Bourbon** Tonique et cicatrisante **Petit grain** Régénérante et régulatrice
Mixte à grasse	**Jojoba** Régulatrice et pénétrante	**Lavande** Purifiant et astringent	**Palmarosa** Cicatrisante et régénérante **Romarin à cinéole** Tonique et astringente
Sensible	**Macadamia** Adoucissante et hydratante	**Bleuet** Apaisant et décongestionnant	**Lavande vraie** Régénérante et cicatrisante **Bois de rose** Régénérante et raffermissante
Mature	**Argan** Anti-âge et protectrice	**Rose** Tonifiant et antirides	**Géranium Bourbon** Tonique et cicatrisante **Bois de rose** Régénérante et raffermissante
À problèmes	**Noisette** Régulatrice et pénétrante	**Lavande** Purifiant et astringent	***Tea tree*** Purifiante et réparatrice **Lavande vraie** Régénérante et cicatrisante
Terne	**Noyaux d'abricots** Illuminatrice et antioxydante	**Fleur d'oranger** Régénérant et apaisant	**Carotte** Éclaircissante et régénérante **Géranium Bourbon** Tonique et cicatrisante

Pour plus d'informations concernant les propriétés des ingrédients que vous choisirez dans votre recette, n'oubliez pas de vous référer à la première partie de ce livre.

PRÉCAUTIONS

Pour encore plus de sécurité, veillez à lire attentivement les précautions générales et les règles d'hygiène, ainsi que les précautions particulières de chaque ingrédient et actif, à la fois dans la première partie de ce livre et en vous conformant aux directives du fabricant. Notez que les femmes enceintes et allaitantes peuvent utiliser toutes les recettes décrites dans cet ouvrage à condition de ne pas inclure les huiles essentielles dans la préparation (nous préconisons le principe de précaution maximal).

POUR ALLER PLUS LOIN, AJOUTEZ…

✓ **De la glycérine pour ses vertus ultrahydratantes et émollientes :** remplacer 8 ml d'eau par 8 ml de glycérine, soit : 12 ml d'eau stérilisée + 8 ml de glycérine.

✓ **De l'acide hyaluronique pour son effet repulpant, antirides et anti-âge :** ajoutez 0,3 g dans 100 ml, en fin de préparation.

CONSEILS ET ASTUCES

Si vous souhaitez préparer un lait démaquillant pour les yeux, il vous suffit de ne pas ajouter les huiles essentielles dans la préparation. Le démaquillant biphasé décrit plus loin reste cependant le meilleur choix pour les yeux, sa composition étant plus simple et ne nécessitant pas d'émulsifiant.

Si vous ne disposez pas d'une balance permettant de peser avec une précision de 0,1 g, reportez-vous au chapitre « Poids et mesures » en fin d'ouvrage, nous y avons rédigé un tableau de correspondance avec des cuillères doseuses.

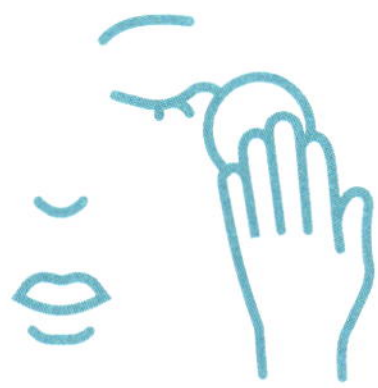

Conservation
3 mois après fabrication.

Durée et difficulté
15 minutes. Ultra facile.

DÉMAQUILLANT BIPHASÉ POUR LES YEUX

Se présentant sous forme de deux phases séparées, les huiles végétales au-dessus et les hydrolats en dessous, ce démaquillant biphasé nettoie votre peau et démaquille efficacement vos yeux en douceur (y compris le mascara waterproof). Sans huile essentielle ni émulsifiant, il convient pour toute la famille, même pour les peaux et les yeux les plus sensibles. C'est LA recette simplissime qui nourrit, hydrate, démaquille, nettoie et tonifie visage et yeux.
Nous vous proposons ici une formule idéale, simple et efficace, particulièrement facile à réaliser, que vous pourrez décliner en fonction de vos besoins.

Notre formulation idéale pour réaliser 100 ml de démaquillant biphasé

Huile végétale	**15 ml**
Hydrolat	**25 ml**
Eau stérilisée	**60 ml**
Isocide (ou EPP)	**22 gouttes**
Vitamine E	**10 gouttes**

PRÉPARATION

Versez dans un flacon de 100 ml l'hydrolat et l'eau stérilisée (eau préalablement bouillie afin de lui laisser le temps de refroidir).

Ajoutez l'isocide (ou l'EPP) et secouez énergiquement afin de bien mélanger les éléments.

Ajoutez ensuite le reste des ingrédients dans cet ordre : huile végétale puis vitamine E.

Secouez énergiquement avant chaque utilisation. C'est prêt !

UTILISATION

Peut s'utiliser le matin ou le soir comme démaquillant ou nettoyant sur un visage sec. Secouez énergiquement avant chaque utilisation puis appliquez sur un coton ou un tissu démaquillant et procédez au nettoyage votre visage et de vos yeux. Il n'est pas utile de rincer.

Selon vos besoins !

Voici la liste des ingrédients que nous vous recommandons en fonction de votre type de peau. Nous avons parfois sélectionné plusieurs ingrédients dont les propriétés sont efficaces et adaptées à votre besoin.

Votre peau est…	Huile végétale	Hydrolat
Sèche	**Avocat** Hydratante et régénérante **Carthame** Réparatrice et nourrissante	**Bleuet** Apaisant et décongestionnant oculaire
Normale	**Amande douce** Douce et protectrice **Noyaux d'abricots** Adoucissante et assouplissante	**Fleur d'oranger** Régénérant et apaisant
Mixte à grasse	**Noisette** Régulatrice et pénétrante **Macadamia** Adoucissante et hydratante	**Lavande** Purifiant et astringent
Sensible	**Carthame** Réparatrice et nourrissante **Macadamia** Adoucissante et hydratante	**Bleuet** Apaisant et décongestionnant oculaire
Mature	**Argan** Anti-âge et protectrice **Rose musquée** Anti-âge et émolliente	**Rose** Tonifiant et antirides
À problèmes	**Jojoba** Régulatrice et pénétrante **Noisette** Régulatrice et pénétrante	**Lavande** Purifiant et astringent
Terne	**Noyaux d'abricots** Adoucissante et assouplissante **Rose musquée** Anti-âge et émolliente	**Fleur d'oranger** Régénérant et apaisant

Pour plus d'informations concernant les propriétés des ingrédients que vous choisirez dans votre recette, n'oubliez pas de vous référer à la première partie de ce livre.

PRÉCAUTIONS

Pour encore plus de sécurité, veillez à lire attentivement les précautions générales et les règles d'hygiène, ainsi que les précautions particulières de chaque ingrédient et actif,s, à la fois dans la première partie de ce livre et en vous conformant aux directives du fabricant. Notez que les femmes enceintes et allaitantes peuvent utiliser toutes les recettes décrites dans cet ouvrage à condition de ne pas inclure les huiles essentielles dans la préparation (nous préconisons le principe de précaution maximal).

POUR ALLER PLUS LOIN, AJOUTEZ…

✓ **De l'acide hyaluronique pour son effet repulpant, antirides et anti-âge :** 0,3 g à diluer dans l'eau lors de la préparation.

✓ **Du jus d'aloe vera pour ses vertus apaisantes, cicatrisantes et émollientes :** remplacez 20 ml d'eau par 20 ml de jus d'aloe vera soit, au total : 40 ml d'eau stérilisée et 20 ml d'aloe vera (et toujours 25 ml d'hydrolat).

CONSEILS ET ASTUCES

Contrairement aux émulsions, dont les proportions sont clairement définies et doivent être impérativement respectées pour permettre un mélange stable des phases, un biphasé est une recette plus libre. En effet, toutes les proportions d'huiles végétales et de phases aqueuses sont possibles. Attention cependant de ne pas dépasser 30 ml d'huile végétale pour 100 ml de préparation totale. Le biphasé serait alors trop « gras » et pourrait entraîner un risque d'effet « yeux gonflés » ! Veillez également à bien adapter les doses de vitamine E et d'isocide (ou d'EPP) en fonction du pourcentage des deux phases dans votre préparation.

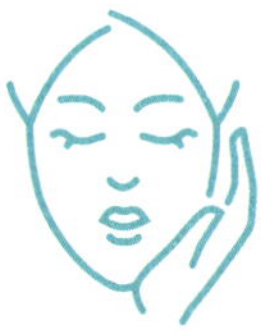

LOTION TONIQUE PURIFIANTE

Cette recette de lotion tonique va vous permettre de nettoyer, rafraîchir et purifier votre visage. Idéale pour tonifier les tissus au réveil, elle peut aussi s'utiliser le soir après le démaquillage pour donner un coup d'éclat. Respectueuse de l'hydratation naturelle de votre peau, elle lui redonne en plus un aspect lumineux et resserre les pores. Des ingrédients de choix : la glycérine apporte un toucher souple et lisse à votre épiderme, l'aloe vera va hydrater, apaiser et régénérer.
Nous vous proposons ici une formule idéale, simple et efficace, particulièrement facile à réaliser, que vous pourrez décliner en fonction de vos besoins.

Conservation
3 mois après fabrication.

Durée et difficulté
15 minutes. Ultra facile.

PRÉPARATION

Verser dans un flacon de 100 ml les différents ingrédients dans l'ordre de la liste.

Secouez énergiquement afin de bien mélanger les éléments puis laissez reposer quelques minutes : c'est prêt !

UTILISATION

Peut s'utiliser quotidiennement le matin (avant votre maquillage) et le soir (après votre démaquillage) comme nettoyant ou comme tonifiant. Appliquez sur un coton ou un tissu démaquillant puis nettoyez votre visage. Il n'est pas nécessaire de rincer.

Notre formulation idéale pour réaliser 100 ml de lotion tonique

Glycérine	**10 ml**
Hydrolat	**35 ml**
Eau stérilisée	**29 ml**
Isocide (ou EPP)	**24 gouttes**
Jus d'aloe vera	**25 ml**

Selon vos besoins !

Voici la liste des ingrédients que nous vous recommandons en fonction de votre type de peau. Nous avons parfois sélectionné plusieurs ingrédients dont les propriétés sont efficaces et adaptées à votre besoin.

Votre peau est…	Hydrolat
Sèche	**Bleuet** Apaisant et rafraîchissant **Fleur d'oranger** Régénérant et apaisant
Normale	**Fleur d'oranger** Régénérant et apaisant **Rose** Tonifiant et antirides
Mixte à grasse	**Sauge** Purifiant et équilibrant **Rose** Tonifiant et antirides
Sensible	**Bleuet** Apaisant et rafraîchissant **Lavande** Purifiant et astringent
Mature	**Rose** Tonifiant et antirides **Fleur d'oranger** Régénérant et apaisant
À problèmes	**Lavande** Purifiant et astringent **Sauge** Purifiant et équilibrant
Terne	**Fleur d'oranger** Régénérant et apaisant **Menthe poivrée** Tonifiant et rafraîchissant

Pour plus d'informations concernant les propriétés des ingrédients que vous choisirez dans votre recette, n'oubliez pas de vous référer à la première partie de ce livre.

PRÉCAUTIONS

Pour encore plus de sécurité, veillez à lire attentivement les précautions générales et les règles d'hygiène, ainsi que les précautions particulières de chaque ingrédient et actif, à la fois dans la première partie de ce livre et en vous conformant aux directives du fabricant. Notez que les femmes enceintes et allaitantes peuvent utiliser toutes les recettes décrites dans cet ouvrage à condition de ne pas inclure les huiles essentielles dans la préparation (nous préconisons le principe de précaution maximal).

POUR ALLER PLUS LOIN, AJOUTEZ…

✓ **Des AHA (acides de fruits) pour illuminer le teint et redonner bonne mine à votre visage :** 2 à 4 ml d'AHA dans 100 ml de préparation. À ajouter en toute fin de préparation.

CONSEILS ET ASTUCES

Cette lotion tonique peut également servir, lorsqu'elle est appliquée après votre maquillage du matin, à fixer les pigments, poudres et ombres à paupières. Attention cependant à la pulvériser à une distance raisonnable de votre visage et à bien tester votre vaporisateur/brumisateur avant de l'employer pour cet usage. En effet, un brumisateur trop grossier pulvérisera de grosses gouttelettes au lieu d'une fine brume et, dans ce cas, attention aux traces de maquillage !

BAUME ET STICK À LÈVRES PROTECTEUR

Ce baume réparateur est spécialement formulé afin d'être ultranourrissant. Il va protéger vos lèvres contre les agressions extérieures (pollution, froid, vent, soleil…) tout en favorisant la réparation des gerçures, craquelures et microlésions.
Vos lèvres sont immédiatement adoucies, regagnent en souplesse et ne tiraillent plus. Sa formulation pratique permet de le transporter partout.
Nous vous proposons ici une formule idéale, simple et efficace, particulièrement facile à réaliser que vous pourrez décliner en fonction de vos besoins.

Notre formulation idéale pour réaliser 5 ml de baume à lèvres

Huile végétale n° 1 .... **1 ml**
Huile végétale n° 2 .... **1 ml**
Beurre végétal .... **2 g**
Cire d'abeille .... **0,8 g** (1,2 g en été)
Vitamine E .... **1 goutte**

Conservation
6 mois après fabrication.

Durée et difficulté
20 minutes. Facile.

PRÉPARATION

Faites fondre au bain-marie la cire d'abeille avec le beurre et les deux huiles végétales (pour faire fondre votre beurre de karité ou de cacao, afin de le mesurer, faites tremper le pot dans un bol d'eau très chaude pendant 5 min).

Retirez ensuite le bol du bain-marie et ajoutez la vitamine E. Remuez jusqu'à obtention d'un mélange bien homogène.

Transférez alors dans le stick à l'aide d'une pipette.

Laissez refroidir (au réfrigérateur pour accélérer le processus) quelques heures.

C'est prêt !

UTILISATION

Dès que vous en ressentez le besoin.

Selon vos besoins !

Voici la liste des ingrédients que nous vous recommandons en fonction de votre type de peau. Nous avons parfois sélectionné plusieurs ingrédients dont les propriétés sont efficaces et adaptées à votre besoin.

Vos lèvres sont…	Huile végétale 1	Huile végétale 2	Beurre végétal
Sèches	**Avocat** Hydratante et régénérante **Carthame** Réparatrice et nourrissante	**Coco** Ultranourrissante et apaisante	**Beurre de karité** Nourrissant et protecteur
Normales	**Amande douce** Douce et protectrice **Noyaux d'abricots** Adoucissante et assouplissante	**Macadamia** Adoucissante et hydratante	**Beurre de cacao** Nourrissant et redonne de l'élasticité
Gercées, crevassées	**Argan** Assouplissante et protectrice **Amande douce** Douce et protectrice	**Coco** Ultranourrissante et apaisante	**Beurre de karité** Nourrissant et protecteur
Sensibles	**Macadamia** Adoucissante et hydratante **Carthame** Réparatrice et nourrissante	**Amande douce** Douce et protectrice	**Beurre de karité** Nourrissant et protecteur

Pour plus d'informations concernant les propriétés des ingrédients que vous choisirez dans votre recette, n'oubliez pas de vous référer à la première partie de ce livre.

PRÉCAUTIONS

Pour encore plus de sécurité, veillez à lire attentivement les précautions générales et les règles d'hygiène, ainsi que les précautions particulières de chaque ingrédient et actif, à la fois dans la première partie de ce livre et en vous conformant aux directives du fabricant. Notez que les femmes enceintes et allaitantes peuvent utiliser toutes les recettes décrites dans cet ouvrage à condition de ne pas inclure les huiles essentielles dans la préparation (nous préconisons le principe de précaution maximal).

POUR ALLER PLUS LOIN, AJOUTEZ…

✓ **Des huiles essentielles :** comme la carotte, le bois de rose, la lavande vraie ou l'ylang-ylang. Une goutte pour 5 ml de baume à lèvres sera largement suffisante. Cicatrisantes et régénérantes pour la plupart, elles donneront un parfum exquis à votre baume et ne sont pas agressives pour la peau fragile qu'est celle de nos lèvres. À ajouter après la phase de chauffe et avant homogénéisation. La lavande vraie (ou fine) aura également l'avantage de soulager la douleur provoquée par les gerçures.

CONSEILS ET ASTUCES

Si vous souhaitez vous lancer dans votre propre recette de baume à lèvres, attention de bien calculer les proportions entre les huiles végétales liquides, les beurres (karité et cacao) et les cires. En effet, si vous ajoutez trop d'huile végétale liquide par rapport aux beurres, votre mélange ne sera alors pas assez solide et fondra à la moindre chaleur. La quantité de beurre et de cire doit toujours être plus importante que celle de l'huile végétale : 3/5 de beurres et cires pour 2/5 d'huiles liquides est le minimum à respecter.

En été, augmentez la quantité de cire d'abeille pour atteindre 1,2 g afin d'éviter que votre baume ne fonde au soleil.

Si vous ne disposez pas d'une balance permettant de peser avec une précision de 0,1 g, reportez-vous au chapitre « Poids et mesures » en fin d'ouvrage, nous y avons rédigé un tableau de correspondance avec des cuillères doseuses.

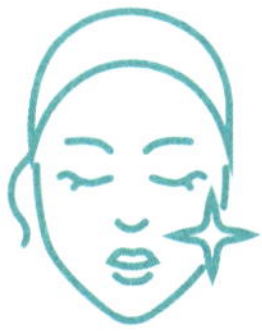

SÉRUM VISAGE RÉGÉNÉRANT

Un cocktail d'actifs anti-âge et antirides pour réparer et régénérer la peau de votre visage. Très nourrissant, il peut être appliqué avant ou à la place d'une crème de nuit. Notre recette est particulièrement riche en coenzyme Q10, un actif haut de gamme pour retrouver une peau souple, rajeunie, raffermie et protégée. L'huile végétale de rose musquée est parfaite pour illuminer le teint. La vitamine E est un puissant antioxydant, actif anti-âge et protecteur par excellence, elle aide à lutter contre les radicaux libres, responsables du vieillissement prématuré de la peau.

Notre formulation idéale pour réaliser 50 ml de sérum visage

Huile végétale de rose musquée	**20 ml**
Huile végétale	**30 ml**
Huile essentielle n° 1	**10 gouttes**
Huile essentielle n° 2	**10 gouttes**
Coenzyme Q10	**1 ml** (30 gouttes)
Vitamine E	**5 gouttes**

Conservation
3 mois après fabrication.

Durée et difficulté
15 minutes. Facile.

PRÉPARATION

Versez dans votre flacon les différents ingrédients en proportions exactes, en commençant impérativement par les huiles végétales. Pour une utilisation plus facile, vous pouvez utiliser un flacon muni d'un compte-gouttes.

Secouez énergiquement afin de bien mélanger les ingrédients puis laissez reposer quelques minutes : c'est prêt !

UTILISATION

Nettoyez consciencieusement votre visage et enlevez toute trace de maquillage. Prenez quelques gouttes de sérum (le sérum est un concentré d'actif, il n'est pas nécessaire d'en étaler 10 gouttes !) et chauffez-les dans vos mains.

Tapotez ensuite soigneusement sur les zones du visage à traiter pour faire pénétrer le sérum.

Massez délicatement en décrivant de petits cercles.

À utiliser le soir de préférence pour un teint frais et une peau souple et nourrie le lendemain matin. Évitez soigneusement le contour des yeux.

Ne pas appliquer à l'aide d'un coton.

Selon vos besoins !

Voici la liste des ingrédients que nous vous recommandons en fonction de votre type de peau. Nous avons parfois sélectionné plusieurs ingrédients dont les propriétés sont efficaces et adaptées à votre besoin.

Votre peau est...	Huile végétale	Huile essentielle 1	Huile essentielle 2
Sèche	**Carthame** Réparatrice et nourrissante **Avocat** Hydratante et régénérante	**Bois de rose** Régénérante et raffermissante **Ciste ladanifère** Réparatrice et cicatrisante	**Ylang-ylang** Régulatrice et régénérante
Normale	**Macadamia** Adoucissante et hydratante **Noyaux d'abricots** Adoucissante et assouplissante	**Petit grain** Régénérante et régulatrice **Ciste ladanifère** Réparatrice et cicatrisante	**Géranium Bourbon** Tonique et cicatrisante **Bois de rose** Régénérante et raffermissante
Mixte à grasse	**Jojoba** Régulatrice et pénétrante **Carotte** Détoxifiante et éclaircissante	**Petit grain** Régénérante et régulatrice **Citron** Délipidante et antioxydante	**Lavande vraie** Régénérante et cicatrisante **Palmarosa** Cicatrisante et régénérante
Sensible	**Macadamia** Adoucissante et hydratante **Amande douce** Douce et protectrice	**Lavande vraie** Régénérante et cicatrisante	**Bois de rose** Régénérante et raffermissante
Mature	**Argan** Anti-âge et protectrice **Onagre** Anti-âge et protectrice	**Carotte** Éclaircissante et régénérante **Ylang-ylang** Régulatrice et régénérante	**Géranium Bourbon** Tonique et cicatrisante **Bois de rose** Régénérante et raffermissante
À problèmes	**Jojoba** Régulatrice et pénétrante **Noisette** Régulatrice et pénétrante	***Tea tree*** Purifiante et réparatrice	**Petit grain** Régénérante et régulatrice **Citron** Délipidante et antioxydante
Terne	**Noyaux d'abricots** Adoucissante et assouplissante **Carotte** Détoxifiante et éclaircissante	**Carotte** Éclaircissante et régénérante	**Citron** Délipidante et antioxydante

Pour plus d'informations concernant les propriétés des ingrédients que vous choisirez dans votre recette, n'oubliez pas de vous référer à la première partie de ce livre.

PRÉCAUTIONS

Pour encore plus de sécurité, veillez à lire attentivement les précautions générales et les règles d'hygiène, ainsi que les précautions particulières de chaque ingrédient et actif, à la fois dans la première partie de ce livre et en vous conformant aux directives du fabricant. Notez que les femmes enceintes et allaitantes peuvent utiliser toutes les recettes décrites dans cet ouvrage à condition de ne pas inclure les huiles essentielles dans la préparation (nous préconisons le principe de précaution maximal). Évitez soigneusement le contour des yeux. Ne pas s'exposer au soleil après application de l'huile essentielle de citron.

POUR ALLER PLUS LOIN, AJOUTEZ…

✓ **Du squalane végétal pour ses propriétés hydratantes et très adoucissantes, et son toucher non gras :** jusqu'à 50 % dans votre sérum. Remplacez, au choix, une partie des huiles végétales par 15 à 25 ml de squalane végétal et complétez avec 25 à 35 ml d'huile végétale de rose musquée et d'une autre huile au choix.

CONSEILS ET ASTUCES

Le squalane végétal est une forme saturée hydrogénée de squalène d'huile d'olive. Le squalène est un lipide contenu dans le sébum humain. Le squalane végétal est extrait par un procédé de distillation. C'est un des meilleurs émollients naturels. Doux et soyeux, il est rapidement absorbé par la peau, sans laisser de film gras. L'épiderme retrouve son élasticité et sa douceur.

SOIN ANTICERNES

CONTOUR DES YEUX

Ce soin pour le contour des yeux va vous aider à estomper les cernes et à atténuer les petites rides. Les cernes sont souvent dus à une mauvaise circulation sanguine. En plus de ses vertus émollientes, l'huile végétale de macadamia est une alliée anticernes précieuse car elle facilite la microcirculation. L'hydrolat de bleuet, lui, est célèbre pour ses propriétés décongestionnantes et antipoches sous les yeux. L'acide hyaluronique va repulper votre peau afin de réduire les ridules.
Nous vous proposons ici une formule idéale, simple et efficace, particulièrement facile à réaliser, que vous pourrez décliner en fonction de vos besoins.

Notre formulation idéale pour réaliser 50 ml de contour des yeux

Huile végétale de macadamia	**8 ml**
Hydrolat de bleuet	**45 ml**
Gomme xanthane	**0,5 g**
Acide hyaluronique	**0,25 g**
Isocide	**10 gouttes**
Vitamine E	**4 gouttes**

Conservation
3 mois après fabrication.

Durée et difficulté
45 minutes. Facile.

PRÉPARATION

Versez l'hydrolat de bleuet dans un bol puis ajoutez l'isocide.

Saupoudrez avec la gomme xanthane, mélangez énergiquement une minute avec un mini-fouet ou une fourchette (il est normal que des grumeaux se forment, ils vont disparaître une fois l'hydratation de la gomme terminée).

Saupoudrez maintenant l'acide hyaluronique et laissez hydrater quelques minutes.

Mélangez ensuite toutes les 15 ou 20 minutes jusqu'à ce que les grumeaux aient totalement disparu (cela prend environ 45 minutes).

Lorsque votre gel est bien homogène et sans grumeaux, ajoutez l'huile végétale et la vitamine E.

Mélangez jusqu'à émulsion parfaite de l'huile dans le gel.

Transférez dans un flacon pompe airless de 50 ml (vous pouvez utiliser une maryse afin de ne pas perdre de gel). C'est prêt !

UTILISATION

Matin et soir, étalez un petit peu de gel sur le contour de l'œil en évitant soigneusement tout contact avec l'œil. Tapotez délicatement quelques instants pour faire pénétrer. Ne pas masser, ce qui accentuerait les cernes et poches.

PRÉCAUTIONS

Pour encore plus de sécurité, veillez à lire attentivement les précautions générales et les règles d'hygiène, ainsi que les précautions particulières de chaque ingrédient et actif, à la fois dans la première partie de ce livre et en vous conformant aux directives du fabricant. Notez que les femmes enceintes et allaitantes peuvent utiliser toutes les recettes décrites dans cet ouvrage à condition de ne pas inclure les huiles essentielles dans la préparation (nous préconisons le principe de précaution maximal).

POUR ALLER PLUS LOIN, AJOUTEZ…

✓ **De la coenzyme Q10 pour ses propriétés régénérantes et anti-âge :** ajoutez 1 ml de coenzyme Q10 dans 50 ml de gel (en fin de préparation, en même temps que l'huile végétale).

✓ **Du jus d'aloe vera pour ses vertus apaisantes, régénérantes et émollientes :** remplacez 10 ml d'hydrolat par 10 ml de jus d'aloe vera, soit 35 ml d'hydrolat de bleuet et 10 ml d'aloe vera.

✓ **Vous pouvez remplacer l'huile de macadamia par de l'huile de calophylle :** votre soin sera alors plus orienté anticernes et un peu moins antirides.

CONSEILS ET ASTUCES

À partir d'un certain âge, nous sommes tous concernés par les poches et les cernes sous les yeux. Il est conseillé d'appliquer un contour des yeux à partir de 30 ans, à la fois pour ralentir l'apparition des rides, certes, mais également pour atténuer les poches et les cernes. Pour l'application, déposez une petite noix de gel sur vos index, majeurs et annulaires, puis tapotez délicatement du coin interne de l'œil vers l'extérieur en répétant cette application au-dessus des sourcils. Il n'est pas nécessaire d'appliquer sur le contour des yeux juste en dessous des cils, mais bien juste sur l'os qui entoure l'œil.

Si vous ne disposez pas d'une balance permettant de peser avec une précision de 0,1 g, reportez-vous au chapitre « Poids et mesures » en fin d'ouvrage, nous y avons rédigé un tableau de correspondance avec des cuillères doseuses.

Corps

Nous vous proposons dans ce chapitre les formules (recettes) de base, idéales et universelles, pour réaliser tous vos soins pour le corps (crèmes nourrissantes, laits corporels, gommages…). Chaque recette détaille de manière simple et précise le mode opératoire ainsi que la liste des ingrédients à utiliser en fonction de votre type de peau et de vos besoins. Ce chapitre vous donne également les clés pour aller encore plus loin et réaliser vos propres recettes.

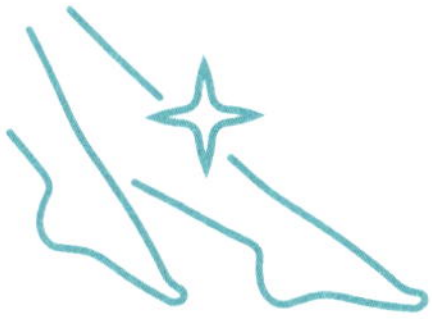

BEURRE CORPOREL
ULTRA NOURRISSANT

Un beurre corporel pour nourrir, protéger et assouplir votre peau. D'une consistance intermédiaire, il est facile à appliquer et s'avère également idéal comme beurre de massage. Sans huile essentielle, sa composition est extrêmement simple et adaptée aux peaux les plus sensibles, même celles des tout-petits. Doux et fondant, son application est un réel moment de détente et de plaisir.
Nous vous proposons ici une formule idéale, simple et efficace, particulièrement facile à réaliser, que vous pourrez décliner en fonction de vos besoins.

Notre formulation idéale pour réaliser 100 ml de beurre corporel

Huile végétale	**70 ml**
Beurre végétal	**30 g**
Cire d'abeille	**5 g**
Vitamine E	**10 gouttes**

Conservation
3 mois après fabrication.

Durée et difficulté
20 minutes. Facile.

PRÉPARATION

Faites fondre le beurre végétal et la cire d'abeille dans un bol au bain-marie.

Incorporez ensuite l'huile végétale. Sortez votre bol de l'eau puis ajoutez la vitamine E. Mélangez.

Lorsque la préparation est bien homogène, refroidissez le bol en le plaçant dans une casserole d'eau glacée tout en continuant de mélanger jusqu'à ce que le beurre commence à se figer (cette phase est importante et permet d'obtenir une préparation ayant une texture parfaite, en évitant notamment que la cire d'abeille ne se concentre que dans certaines zones).

Transférez dans un pot et laissez durcir 30 minutes au réfrigérateur. C'est prêt !

UTILISATION

Peut s'appliquer sur tout le corps, sur peau légèrement humide après votre douche ou votre bain. Ce beurre est particulièrement efficace sur les zones sèches et irritées. Bien masser pour faire pénétrer.

Très nourrissant, son application est déconseillée sur le visage pour les peaux mixtes et grasses.

Vous pouvez conserver votre préparation au réfrigérateur en été si jamais le beurre devient trop mou.

Selon vos besoins !

Voici la liste des ingrédients que nous vous recommandons en fonction de votre type de peau. Nous avons parfois sélectionné plusieurs ingrédients dont les propriétés sont efficaces et adaptées à votre besoin.

Votre peau est…	Huile végétale	Beurre végétal
Sèche	**Avocat** Hydratante et régénérante **Coco** Ultranourrissante et apaisante	**Beurre de karité** Nourrissant et protecteur
Normale	**Amande douce** Douce et protectrice **Macadamia** Adoucissante et hydratante	**Beurre de cacao** Nourrissant et redonne de l'élasticité
Mixte à grasse	**Jojoba** Régulatrice et pénétrante **Noisette** Régulatrice et pénétrante	**Beurre de karité** Nourrissant et protecteur
Sensible	**Avocat** Hydratante et régénérante **Carthame** Réparatrice et nourrissante	**Beurre de karité** Nourrissant et protecteur
Mature	**Argan** Anti-âge et protectrice **Onagre** Anti-âge et protectrice	**Beurre de cacao** Nourrissant et redonne de l'élasticité

Pour plus d'informations concernant les propriétés des ingrédients que vous choisirez dans votre recette, n'oubliez pas de vous référer à la première partie de ce livre.

PRÉCAUTIONS

Pour encore plus de sécurité, veillez à lire attentivement les précautions générales et les règles d'hygiène, ainsi que les précautions particulières de chaque ingrédient et actif, à la fois dans la première partie de ce livre et en vous conformant aux directives du fabricant. Notez que les femmes enceintes et allaitantes peuvent utiliser toutes les recettes décrites dans cet ouvrage à condition de ne pas inclure les huiles essentielles dans la préparation (nous préconisons le principe de précaution maximal).

POUR ALLER PLUS LOIN, AJOUTEZ…

✓ **De la coenzyme Q10 pour ses propriétés antioxydantes et régénérantes :** ajoutez 2 ml de coenzyme Q10 pour 100 ml de beurre corporel en fin de préparation, en même temps que la vitamine E.

✓ **De la poudre de coques de noix (pour un gommage intense) ou de pépins de fraises (pour un gommage doux) :** ajoutez 10 g de poudre exfoliante dans votre beurre pour le transformer instantanément en beurre exfoliant. À utiliser sous la douche sur peau propre. Massez puis rincez (sans relaver).

✓ **Des huiles essentielles :** comme la carotte, le bois de rose ou l'ylang-ylang. Quinze gouttes pour 100 ml de beurre. Cicatrisantes et régénérantes pour la plupart, elles apporteront en plus un parfum exquis à votre beurre. À ajouter après la phase de chauffe et avant homogénéisation (en même temps que la vitamine E).

CONSEILS ET ASTUCES

Saviez-vous qu'en gardant les mêmes ingrédients mais en changeant les proportions vous pouvez réaliser une superbe bougie de massage onctueuse et sensuelle ? La recette : 25 g de cire d'abeille, 40 g de beurre végétal, 35 ml d'huile végétale de votre choix et 10 gouttes de vitamine E. Vous pouvez également y ajouter 15 gouttes d'huile essentielle comme l'ylang-ylang, le patchouli ou l'encens aux odeurs suaves et harmonisantes.

Si vous ne disposez pas d'une balance permettant de peser avec une précision de 0,1 g, reportez-vous au chapitre « Poids et mesures » en fin d'ouvrage, nous y avons rédigé un tableau de correspondance avec des cuillères doseuses.

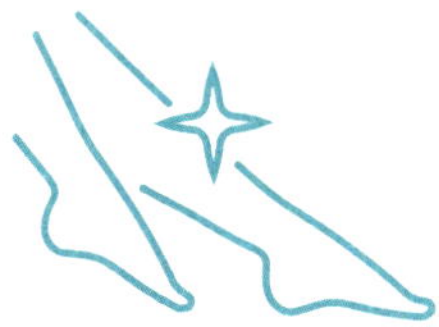

CRÈME NOURRISSANTE
POUR LE CORPS

La crème nourrissante pour le corps peut être comparée à la crème de nuit pour le visage. Elle nourrit en profondeur votre peau, la protège et la préserve durablement du dessèchement. Sa texture et sa composition riche en phase huileuse conviendront parfaitement aux peaux sèches à très sèches. Dans notre recette, en complément du beurre et de l'huile, la glycérine végétale va assouplir et adoucir votre peau grâce à ses propriétés humectantes et hydratantes. Sans huiles essentielles et d'une composition très simple, elle sera très bien tolérée même par les peaux les plus sensibles, voire atopiques.

Notre formulation idéale pour réaliser 200 ml de crème nourrissante

Huile végétale	**48 ml**
Beurre végétal	**12 g**
Eau stérilisée	**100 ml**
Cutina	**12 g**
Glycérine	**25 ml**
Isocide (ou EPP)	**48 gouttes**
Vitamine E	**20 gouttes**

Conservation
3 mois après fabrication.

Durée et difficulté
25 minutes.
Moyennement facile.

PRÉPARATION

Dans un premier bol, placez l'huile végétale, le beurre et la cutina.

Dans un second bol, mélangez la glycérine et l'eau stérilisée. Faites chauffer une grande (ou deux petites) casserole(s) d'eau chaude.

Lorsque l'eau frémit, placez vos deux bols en même temps au bain-marie (attention à ce que de l'eau ne rentre pas dans vos bols).

Faites chauffer sans agiter ni remuer (l'eau doit rester frémissante). Dès que la cutina a totalement fondu, patientez encore une minute afin d'obtenir la bonne température puis retirez vos bols du bain-marie.

Versez sans attendre la phase aqueuse dans la phase huileuse et battez énergiquement à la fourchette ou au fouet pendant au moins cinq minutes.

Lorsque votre préparation est onctueuse et homogène, laissez refroidir quelques minutes puis ajoutez l'isocide (ou l'EPP) et la vitamine E.

Mélangez bien puis transvasez dans un pot à l'aide d'une cuillère ou d'une spatule en silicone.

Attendez 15 minutes le refroidissement complet : c'est prêt !

UTILISATION

Appliquer sur le corps après la douche ou après le bain, matin et/ou soir.

Selon vos besoins !

Voici la liste des ingrédients que nous vous recommandons en fonction de votre type de peau. Nous avons parfois sélectionné plusieurs ingrédients dont les propriétés sont efficaces et adaptées à votre besoin.

Votre peau est…	Huile végétale	Beurre végétal
Sèche	**Argan** Anti-âge et protectrice **Coco** Ultranourrissante et apaisante	**Beurre de karité** Nourrissant et protecteur
Normale	**Noyaux d'abricots** Adoucissante et assouplissante **Amande douce** Douce et protectrice	**Beurre de cacao** Nourrissant et redonne de l'élasticité
Mixte à grasse	**Noisette** Régulatrice et pénétrante **Carotte** Antioxydante et assouplissante	**Beurre de karité** Nourrissant et protecteur
Sensible	**Carthame** Réparatrice et nourrissante **Macadamia** Adoucissante et hydratante	**Beurre de karité** Nourrissant et protecteur
Mature	**Argan** Anti-âge et protectrice **Rose musquée** Anti-âge et émolliente	**Beurre de cacao** Nourrissant et redonne de l'élasticité

Pour plus d'informations concernant les propriétés des ingrédients que vous choisirez dans votre recette, n'oubliez pas de vous référer à la première partie de ce livre.

PRÉCAUTIONS

Pour encore plus de sécurité, veillez à lire attentivement les précautions générales et les règles d'hygiène, ainsi que les précautions particulières de chaque ingrédient et actif, à la fois dans la première partie de ce livre et en vous conformant aux directives du fabricant. Notez que les femmes enceintes et allaitantes peuvent utiliser toutes les recettes décrites dans cet ouvrage à condition de ne pas inclure les huiles essentielles dans la préparation (nous préconisons le principe de précaution maximal).

POUR ALLER PLUS LOIN, AJOUTEZ...

✓ **Des huiles essentielles :** 30 gouttes d'huile essentielle de votre choix (en fonction des propriétés recherchées et de votre type de peau) à ajouter en fin de préparation (en même temps que l'isocide (ou l'EPP) et la vitamine E).

✓ **De la coenzyme Q10 pour ses propriétés antioxydantes et régénérantes :** 4 ml de coenzyme Q10 dans 200 ml de crème nourrissante, à ajouter en fin de préparation en même temps que la vitamine E et l'isocide (ou l'EPP).

✓ **Du jus d'aloe vera pour ses vertus apaisantes, cicatrisantes et émollientes, ou un hydrolat de votre choix :** remplacez 50 ml d'eau stérilisée par 50 ml d'hydrolat ou de jus d'aloe vera. À incorporer en début de préparation avant la phase de chauffe. Attention : il sera alors nécessaire de rajouter également 1 g de bicarbonate de soude en cas d'ajout d'aloe vera et 0,2 g en cas d'ajout d'hydrolat. Faites chauffer l'eau, la glycérine, l'hydrolat (ou le jus d'aloe vera) avec le bicarbonate de soude.

✓ **De l'Olivem 1000 pour rendre votre crème encore plus nourrissante et protectrice :** ajoutez 5 g d'Olivem pour 200 ml de crème. À ajouter avec la phase huileuse et la cutina avant de chauffer.

CONSEILS ET ASTUCES

Il est important de bien différencier les vertus nourrissantes ou hydratantes du concept de texture. L'eau, les hydrolats et la glycérine hydratent la peau, tandis que les huiles végétales et les beurres la nourrissent en profondeur. Les premiers sont indispensables à toute peau déshydratée, les seconds nourrissent les peaux sèches et très sèches (attention, une peau sèche ou grasse peut être déshydratée, voir introduction). La texture, quant à elle (baume : très épais ; crème : texture moyenne ; lait : très fluide), dépend de la quantité d'émulsifiant (cutina ou Olivem). Un lait pourra donc être très fluide mais ultranourrissant (s'il contient beaucoup d'huile) et convenir aux peaux sèches, et une crème assez épaisse pourra contenir beaucoup d'hydrolat et donc être très hydratante. Les gels, quant à eux, ne sont composés que de « phase aqueuse » et sont exclusivement hydratants ; les beurres ne sont composés que d'huiles et sont exclusivement nourrissants.

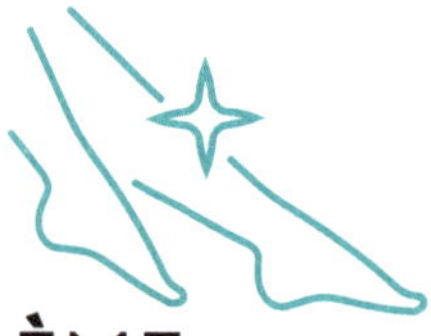

CRÈME HYDRATANTE

POUR LE CORPS

Notre épiderme est constamment agressé par des éléments extérieurs, comme le vent, le froid, le soleil, provoquant la déshydratation de la peau. Une crème hydratante doit alors apporter de « l'eau » aux cellules de l'épiderme. Légère de par sa composition, elle va à la fois maintenir le film hydrolipidique naturel et prévenir la déshydratation afin de protéger la peau et de lui permettre de retrouver sa douceur et son élasticité. Moins riche qu'une crème nourrissante, mais de texture plus épaisse qu'un lait, elle est onctueuse et hydratera efficacement sans coller ni laisser de film gras.

Notre formulation idéale pour réaliser 200 ml de crème hydratante

Huile végétale n° 1	**15 ml**
Huile végétale n° 2	**15 ml**
Cutina	**12 g**
Hydrolat	**80 ml**
Eau stérilisée	**75 ml**
Protéines de riz	**2 ml**
Huile essentielle	**30 gouttes**
Bicarbonate de soude	**0,6 g**
(si hydrolat conservé, voir introduction)	
Isocide (ou EPP)	**48 gouttes**
Vitamine E	**20 gouttes**

Conservation
3 mois après fabrication.

Durée et difficulté
25 minutes.
Moyennement facile.

PRÉPARATION

Dans un premier bol, mélangez les deux huiles végétales et la cutina.

Dans un second bol, mélangez l'hydrolat, l'eau et le bicarbonate de soude. Faites chauffer une grande (ou deux petites) casserole(s) d'eau chaude.

Lorsque l'eau frémit, placez vos deux bols en même temps au bain-marie (attention à ce que de l'eau ne rentre pas dans vos bols).

Faites chauffer sans agiter ni remuer (l'eau doit rester frémissante). Dès que la cutina a totalement fondu, patientez encore une minute afin d'obtenir la bonne température puis retirez vos bols du bain-marie.

Versez sans attendre la phase aqueuse dans la phase huileuse et battez énergiquement à la fourchette ou au fouet pendant au moins cinq minutes.

Lorsque votre préparation est onctueuse et homogène, laissez refroidir quelques minutes puis ajoutez la protéine de riz, l'isocide (ou l'EPP), la vitamine E et les huiles essentielles.

Mélangez bien puis transvasez dans un pot à l'aide d'une cuillère ou d'une spatule en silicone.

Attendez 15 minutes le refroidissement complet. C'est prêt !

UTILISATION

Peut s'appliquer sur le corps après la douche ou après le bain, matin et/ou soir.

Selon vos besoins !

Voici la liste des ingrédients que nous vous recommandons en fonction de votre type de peau. Nous avons parfois sélectionné plusieurs ingrédients dont les propriétés sont efficaces et adaptées à votre besoin.

Votre peau est…	Huile végétale 1	Huile végétale 2	Hydrolat	Huile essentielle
Sèche	**Avocat** Hydratante et régénérante **Carthame** Réparatrice et nourrissante	**Coco** Ultranourrissante et apaisante	**Bleuet** Apaisant et rafraîchissant	**Bois de rose** Régénérante et raffermissante **Ylang-ylang** Régulatrice et régénérante
Normale	**Noyaux d'abricots** Adoucissante et assouplissante	**Macadamia** Adoucissante et hydratante **Amande douce** Douce et protectrice	**Fleur d'oranger** Régénérant et adoucissant	**Géranium Bourbon** Tonique et cicatrisante **Petit grain** Régénérante et régulatrice
Mixte à grasse	**Jojoba** Régulatrice et pénétrante **Carotte** Antioxydante et assouplissante	**Noisette** Régulatrice et pénétrante	**Lavande** Purifiant et astringent	**Palmarosa** Cicatrisante et régénérante **Romarin à cinéole** Tonique et astringente
Sensible	**Macadamia** Adoucissante et hydratante	**Amande douce** Douce et protectrice **Carthame** Réparatrice et nourrissante	**Bleuet** Apaisant et rafraîchissant	**Lavande vraie** Régénérante et cicatrisante **Bois de rose** Régénérante et raffermissante
Mature	**Argan** Anti-âge et protectrice **Onagre** Anti-âge et protectrice	**Rose musquée** Anti-âge et émolliente	**Rose** Tonifiant et antirides	**Carotte** Éclaircissante et régénérante **Bois de rose** Régénérante et raffermissante

Pour plus d'informations concernant les propriétés des ingrédients que vous choisirez dans votre recette, n'oubliez pas de vous référer à la première partie de ce livre.

PRÉCAUTIONS

Pour encore plus de sécurité, veillez à lire attentivement les précautions générales et les règles d'hygiène, ainsi que les précautions particulières de chaque ingrédient et actif, à la fois dans la première partie de ce livre et en vous conformant aux directives du fabricant. Notez que les femmes enceintes et allaitantes peuvent utiliser toutes les recettes décrites dans cet ouvrage à condition de ne pas inclure les huiles essentielles dans la préparation (nous préconisons le principe de précaution maximal).

POUR ALLER PLUS LOIN, AJOUTEZ…

✓ **De la coenzyme Q10 pour ses propriétés antioxydantes et régénérantes :** 4 ml de coenzyme Q10 dans 200 ml de crème hydratante, à ajouter en fin de préparation en même temps que la vitamine E et l'isocide (ou l'EPP).

✓ **De l'acide hyaluronique pour son effet repulpant, antirides et anti-âge :** ajoutez 0,6 g dans 200 ml de crème, en fin de préparation (après la phase de chauffe).

✓ **De l'Olivem 1000 pour rendre votre crème encore plus nourrissante et protectrice :** ajoutez 5 g d'Olivem pour 200 ml de crème. À ajouter avec la phase huileuse et la cutina avant de chauffer.

CONSEILS ET ASTUCES

Il est important de bien différencier les vertus nourrissantes ou hydratantes du concept de texture. L'eau, les hydrolats et la glycérine hydratent la peau, tandis que les huiles végétales et les beurres la nourrissent en profondeur. Les premiers sont indispensables à toute peau déshydratée, les seconds nourrissent les peaux sèches et très sèches (attention, une peau sèche ou grasse peut être déshydratée, voir introduction). La texture, quant à elle (baume : très épais ; crème : texture moyenne ; lait : très fluide), dépend de la quantité d'émulsifiant (cutina ou Olivem). Un lait pourra donc être très fluide mais ultranourrissant (s'il contient beaucoup d'huile) et convenir aux peaux sèches, et une crème assez épaisse pourra contenir beaucoup d'hydrolat et donc être très hydratante. Les gels, quant à eux, ne sont composés que de « phase aqueuse » et sont exclusivement hydratants ; les beurres ne sont composés que d'huiles et sont exclusivement nourrissants.

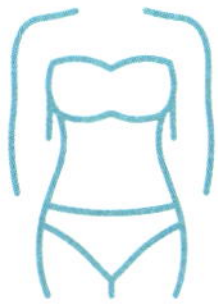

LAIT POUR LE CORPS

Un lait est généralement plus léger et plus fluide qu'une crème hydratante (sa texture légère convient à tout type de peau). Son application est plus facile et doit laisser votre peau douce, fraîche et sans aucune sensation de film gras ou de toucher collant. La propriété principale des laits est d'hydrater intensément. Dans notre recette, cette fonction est renforcée par de l'acide hyaluronique qui va repulper et tonifier votre épiderme, et agir efficacement contre le vieillissement prématuré. C'est l'agent réhydratant et anti-dessèchement par excellence.

Notre formulation idéale pour réaliser 125 ml de lait pour le corps

Huile végétale	**30 ml**
Cutina	**5 g**
Hydrolat	**50 ml**
Eau stérilisée	**40 ml**
Acide hyaluronique	**0,3 g**
Huile essentielle	**25 gouttes**
Bicarbonate de soude (si hydrolat conservé, voir introduction)	**0,3 g**
Isocide (ou EPP)	**28 gouttes**
Vitamine E	**12 gouttes**

Conservation
3 mois après fabrication.

Durée et difficulté
25 minutes.
Moyennement facile.

PRÉPARATION

Dans un premier bol, mélangez l'huile végétale et la cutina.

Dans un second bol, mélangez l'hydrolat, l'eau et le bicarbonate de soude.

Faites chauffer une grande (ou deux petites) casserole(s) d'eau chaude. Lorsque l'eau frémit, placez vos deux bols en même temps au bain-marie (attention à ce que de l'eau ne rentre pas dans vos bols).

Faites chauffer sans agiter ni remuer (l'eau doit rester frémissante). Dès que la cutina a totalement fondu, patientez encore une minute afin d'obtenir la bonne température puis retirez vos bols du bain-marie.

Versez sans attendre la phase aqueuse dans la phase huileuse et battez énergiquement à la fourchette ou au fouet pendant au moins cinq minutes. Lorsque votre préparation est onctueuse et homogène, laissez refroidir quelques minutes puis ajoutez l'acide hyaluronique, l'isocide (ou l'EPP), la vitamine E et les huiles essentielles.

Mélangez bien puis transvasez dans un pot ou un flacon muni d'une pompe, à l'aide d'une cuillère ou d'une spatule en silicone.

Attendez 15 minutes le refroidissement complet. C'est prêt !

UTILISATION

Appliquer sur le corps après la douche ou après le bain, matin et/ou soir.

Selon vos besoins !

Voici la liste des ingrédients que nous vous recommandons en fonction de votre type de peau. Nous avons parfois sélectionné plusieurs ingrédients dont les propriétés sont efficaces et adaptées à votre besoin.

Votre peau est…	Huile végétale	Hydrolat	Huile essentielle
Sèche	**Avocat** Hydratante et régénérante **Carthame** Réparatrice et nourrissante	**Bleuet** Apaisant et rafraîchissant	**Bois de rose** Régénérante et raffermissante **Ylang-ylang** Régulatrice et régénérante
Normale	**Noyaux d'abricots** Adoucissante et assouplissante **Macadamia** Adoucissante et hydratante	**Fleur d'oranger** Régénérant et adoucissant	**Géranium Bourbon** Tonique et cicatrisante **Petit grain** Régénérante et régulatrice
Mixte à grasse	**Jojoba** Régulatrice et pénétrante **Noisette** Régulatrice et pénétrante	**Lavande** Purifiant et astringent	**Palmarosa** Cicatrisante et régénérante ***Tea tree*** Purifiante et réparatrice
Sensible	**Avocat** Hydratante et régénérante **Amande douce** Douce et protectrice	**Bleuet** Apaisant et rafraîchissant	**Lavande vraie** Régénérante et cicatrisante **Bois de rose** Régénérante et raffermissante
Mature	**Argan** Anti-âge et protectrice **Onagre** Anti-âge et protectrice	**Rose** Tonifiant et antirides	**Carotte** Éclaircissante et régénérante **Ylang-ylang** Régulatrice et régénérante

Pour plus d'informations concernant les propriétés des ingrédients que vous choisirez dans votre recette, n'oubliez pas de vous référer à la première partie de ce livre.

PRÉCAUTIONS

Pour encore plus de sécurité, veillez à lire attentivement les précautions générales et les règles d'hygiène, ainsi que les précautions particulières de chaque ingrédient et actif, à la fois dans la première partie de ce livre et en vous conformant aux directives du fabricant. Notez que les femmes enceintes et allaitantes peuvent utiliser toutes les recettes décrites dans cet ouvrage à condition de ne pas inclure les huiles essentielles dans la préparation (nous préconisons le principe de précaution maximal).

POUR ALLER PLUS LOIN, AJOUTEZ…

✓ **De la glycérine pour ses vertus très hydratantes et émollientes :** remplacez l'eau par 10 ml de glycérine, soit 30 ml d'eau stérilisée et 10 ml de glycérine.

CONSEILS ET ASTUCES

Il est important de bien différencier les vertus nourrissantes ou hydratantes du concept de texture. L'eau, les hydrolats et la glycérine hydratent la peau, tandis que les huiles végétales et les beurres la nourrissent en profondeur. Les premiers sont indispensables à toute peau déshydratée, les seconds nourrissent les peaux sèches et très sèches (attention, une peau sèche ou grasse peut être déshydratée, voir introduction). La texture, quant à elle (baume : très épais ; crème : texture moyenne ; lait : très fluide), dépend de la quantité d'émulsifiant (cutina ou Olivem). Un lait pourra donc être très fluide mais ultranourrissant (s'il contient beaucoup d'huile) et convenir aux peaux sèches, et une crème assez épaisse pourra contenir beaucoup d'hydrolat et donc être très hydratante. Les gels, quant à eux, ne sont composés que de « phase aqueuse » et sont exclusivement hydratants ; les beurres ne sont composés que d'huiles et sont exclusivement nourrissants.

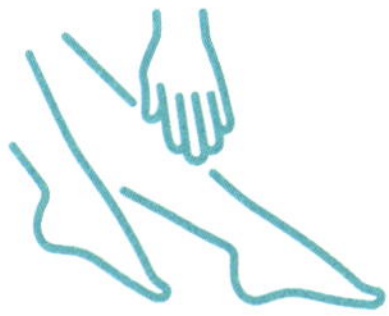

GOMMAGE CORPOREL

La fonction d'un gommage corporel est principalement de nettoyer votre peau en profondeur en éliminant les impuretés et les cellules mortes afin de permettre aux tissus de la peau de se régénérer plus aisément et plus rapidement. Un gommage permet également de désobstruer et de resserrer les pores. Votre peau respire, elle est purifiée et raffermie. Grâce aux huiles végétales contenues dans notre recette, votre épiderme est également nourri afin de retrouver un maximum de douceur.
Nous vous proposons ici une formule idéale, simple et efficace, particulièrement facile à réaliser, que vous pourrez décliner en fonction de vos besoins.

Notre formulation idéale pour réaliser 200 ml de gommage corporel

Huile végétale n° 1	**40 ml**
Huile végétale n° 2	**15 ml** (ou 15 g de beurre)
Eau stérilisée	**120 ml**
Cutina	**9 g**
Poudre de noyaux d'olives	**20 g**
Huile essentielle	**40 gouttes**
Isocide (ou EPP)	**48 gouttes**
Vitamine E	**20 gouttes**

Conservation
3 mois après fabrication.

Durée et difficulté
25 minutes.
Moyennement facile.

PRÉPARATION

Dans un premier bol, mélangez les deux huiles végétales et la cutina. Versez l'eau stérilisée dans un second bol.

Faites chauffer une grande (ou deux petites) casserole(s) d'eau chaude. Lorsque l'eau frémit, placez vos deux bols en même temps au bain-marie (attention à ce que de l'eau ne rentre pas dans vos bols).

Faites chauffer sans agiter ni remuer (l'eau doit rester frémissante). Dès que la cutina a totalement fondu, patientez encore une minute afin d'obtenir la bonne température puis retirez vos bols du bain-marie. Versez sans attendre la phase aqueuse dans la phase huileuse et battez énergiquement à la fourchette ou au fouet pendant au moins cinq minutes.

Lorsque votre préparation est onctueuse et homogène, laissez refroidir quelques minutes puis ajoutez l'isocide (ou l'EPP), la vitamine E, la poudre de noyaux d'olives et les huiles essentielles.

Mélangez bien puis transvasez dans un pot à l'aide d'une cuillère ou d'une spatule en silicone.

Attendez 15 minutes le refroidissement complet.
C'est prêt !

UTILISATION

Appliquez une noix de crème gommante sur peau humide. Massez doucement les parties du corps à exfolier en réalisant de petits mouvements circulaires. Laissez la crème pénétrer puis rincez à l'eau tiède pour enlever les résidus. Vous pouvez ensuite appliquer une crème ou une lotion hydratante. Le gommage peut se réaliser jusqu'à deux fois par semaine pour les peaux normales à grasses, et une fois tous les 15 jours pour les peaux sensibles et sèches. À utiliser le soir après la douche.

Selon vos besoins !

Voici la liste des ingrédients que nous vous recommandons en fonction de votre type de peau. Nous avons parfois sélectionné plusieurs ingrédients dont les propriétés sont efficaces et adaptées à votre besoin.

Votre peau est…	Huile végétale 1	Huile végétale 2	Huile essentielle
Sèche	**Macadamia** Adoucissante et hydratante	**Ricin** Purifiante et éclaircissante **Beurre de karité** Nourrissant et protecteur	**Carotte** Éclaircissante et régénérante **Ylang-ylang** Régulatrice et régénérante
Normale	**Noyaux d'abricots** Adoucissante et assouplissante	**Amande douce** Douce et protectrice **Beurre de cacao** Nourrissant et redonne de l'élasticité	**Petit grain** Régénérante et régulatrice **Ciste ladanifère** Réparatrice et cicatrisante
Mixte à grasse	**Jojoba** Régulatrice et pénétrante	**Noisette** Hydratante et pénétrante **Beurre de karité** Nourrissant et protecteur	***Tea tree*** Purifiante et réparatrice **Citron** Délipidante et antioxydante
Sensible	**Macadamia** Adoucissante et hydratante	**Avocat** Hydratante et régénérante **Beurre de karité** Nourrissant et protecteur	**Lavande vraie** Régénérante et cicatrisante **Bois de rose** Régénérante et raffermissante
Mature	**Onagre** Anti-âge et protectrice	**Rose musquée** Anti-âge et émolliente **Beurre de cacao** Nourrissant et redonne de l'élasticité	**Carotte** Éclaircissante et régénérante **Géranium Bourbon** Tonique et cicatrisante

Pour plus d'informations concernant les propriétés des ingrédients que vous choisirez dans votre recette, n'oubliez pas de vous référer à la première partie de ce livre.

PRÉCAUTIONS

Pour encore plus de sécurité, veillez à lire attentivement les précautions générales et les règles d'hygiène, ainsi que les précautions particulières de chaque ingrédient et actif, à la fois dans la première partie de ce livre et en vous conformant aux directives du fabricant. Notez que les femmes enceintes et allaitantes peuvent utiliser toutes les recettes décrites dans cet ouvrage à condition de ne pas inclure les huiles essentielles dans la préparation (nous préconisons le principe de précaution maximal).

POUR ALLER PLUS LOIN, AJOUTEZ…

✓ **De la poudre de coques de noix pour ses propriétés exfoliantes plus puissantes :** remplacez les 20 g de poudre de noyaux d'olives par 20 g de poudre de coques de noix.

✓ **De la poudre de pépins de fraises aux vertus exfoliantes douces :** remplacez les 20 g de poudre de noyaux d'olives par 20 g de poudre de pépins de fraises (pour les peaux fines ou sensibles).

✓ **Un beurre végétal :** cacao ou karité (voir tableau) ; remplacez l'huile végétale n° 2 par 15 g de beurre pour encore plus d'onctuosité et de douceur. Faites fondre le beurre au bain-marie avec l'huile végétale n° 1 et la cutina.

CONSEILS ET ASTUCES

Notre recette de gommage est une crème à base de poudre de noyaux d'olives. Vous pouvez également utiliser et adapter les recettes des gommages pour les pieds ou le visage, pour le corps. Le sucre (pour le visage), le sel (pour les pieds) et les différentes poudres exfoliantes présentées dans ce livre sont d'excellentes alternatives. Vous pourrez ainsi préparer différents types de gommages au gré de vos envies et en fonction de votre type de peau. Attention : si vous souhaitez adapter la recette du gommage pour les pieds, veillez à supprimer le menthol pour une préparation pour le corps ou le visage. Pour plus d'information, référez-vous aux grands principes du gommage en première partie de ce livre.

Cheveux

Nous vous proposons dans ce chapitre les formules (recettes) de base, idéales et universelles, pour réaliser tous vos soins capillaires (shampoings, shampoings solides, masques, soins nourrissants…). Chaque recette détaille de manière simple et précise le mode opératoire ainsi que la liste des ingrédients à utiliser en fonction de votre type de peau et de vos besoins. Ce chapitre vous donne également les clés pour aller encore plus loin et réaliser vos propres recettes.

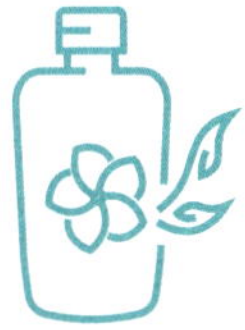

Conservation
3 mois après fabrication.

Durée et difficulté
20 minutes.
Facile.

SHAMPOING LIQUIDE AROMATIQUE

De par sa formule très riche en actifs cosmétiques, notre shampoing liquide aromatique nourrit vos cheveux et leur apporte brillance et douceur. Le cétiol, la phytokératine et les protéines de riz sont les ingrédients et conditionneurs parfaits pour redonner à vos cheveux, beauté, volume et hydratation. Sans silicone ni parabène, ce shampoing va réellement et durablement améliorer l'état de la fibre capillaire de vos cheveux, et ce, de manière non artificielle.

Notre formulation idéale pour réaliser 250 ml de shampoing liquide

Base consistante	**90 ml (≈ 82 gr)**
Base moussante	**50 ml**
Huile végétale	**10 ml**
Eau stérilisée	**65 ml**
Hydrolat	**25 ml**
Cétiol	**2,5 ml**
Huile essentielle	**40 gouttes**
Protéine de riz	**3 ml**
Phytokératine	**8 ml**
Isocide (ou EPP)	**50 gouttes**
Vitamine E	**5 gouttes**

PRÉPARATION

Faites chauffer une casserole d'eau. Placez la bonne quantité de base consistante dans un bol, puis faites-la fondre au bain-marie tout en la remuant légèrement. Lorsque tous les petits grains blancs (il peut ne pas y en avoir) ont fondu et que la consistance est bien homogène et transparente, retirez du bain-marie et ajoutez l'eau stérilisée (tiède, pas trop chaude). Mélangez doucement jusqu'à ce que la préparation soit à nouveau bien homogène.

Attendez 5 à 10 minutes pour que la préparation refroidisse. Ajoutez la base moussante végétale puis mélangez sans faire mousser. Ajoutez ensuite l'hydrolat, le cétiol, la protéine de riz, la phytokératine et l'isocide (ou l'EPP). Mélangez bien. Ajoutez enfin l'huile végétale, la vitamine E et l'huile essentielle.

Mélangez jusqu'à obtention d'une substance bien homogène. Transférez alors dans un flacon à l'aide de la pipette ou d'un entonnoir. C'est prêt !

Attention : bien agiter le flacon avant chaque utilisation. Ce shampoing contenant très peu d'émulsifiant pour respecter au mieux les cheveux, sa consistance va devenir très liquide (et peu déphaser). Ce processus est tout à fait normal et n'altère en rien les propriétés du shampoing.

UTILISATION

Appliquez sur cheveux mouillés, massez et rincez abondamment. Peut s'utiliser régulièrement.

Selon vos besoins !

Voici la liste des ingrédients que nous vous recommandons en fonction de vos cheveux. Nous avons parfois sélectionné plusieurs ingrédients dont les propriétés sont efficaces et adaptées à votre besoin.

Vos cheveux sont…	Huile végétale	Hydrolat	Huile essentielle
Secs	**Coco** Ultranourrissante et illuminatrice **Avocat** Réparatrice et restructurante	**Bleuet** Apaisant et rafraîchissant	**Carotte** Détoxifiante et régénérante
Gras	**Jojoba** Régulatrice et protectrice **Noisette** Hydratante et pénétrante	**Sauge** Purifiant et équilibrant	**Palmarosa** Antipelliculaire et régulatrice **Citron** Délipidante et antioxydante
Avec pellicules	**Amande douce** Apaisante et fortifiante **Argan** Protectrice et illuminatrice	**Menthe poivrée** Tonifiant et rafraîchissant	***Tea tree*** Tonifiante et purifiante **Romarin à cinéole** Tonique et antipelliculaire
Ternes, sans éclat	**Chanvre** Tonifiante, lissante et illuminatrice **Argan** Protectrice et illuminatrice	**Sauge** Purifiant et équilibrant	**Géranium Bourbon** Régulatrice et purifiante **Ylang-ylang** Tonique et régulatrice
Fins, abîmés	**Chanvre** Tonifiante, lissante et illuminatrice **Macadamia** Hydratante et protectrice	**Rose** Tonifiant et apaisant	**Ciste ladanifère** Réparatrice et protectrice **Petit grain** Régénérante et antipelliculaire
Chute de cheveux	**Carthame** Antichute et antioxydante **Avocat** Réparatrice et restructurante	**Sauge** Purifiant et équilibrant	**Romarin à cinéole** Tonique et antipelliculaire **Ylang-ylang** Tonique et régulatrice

Pour plus d'informations concernant les propriétés des ingrédients que vous choisirez dans votre recette, n'oubliez pas de vous référer à la première partie de ce livre.

PRÉCAUTIONS

Pour encore plus de sécurité, veillez à lire attentivement les précautions générales et les règles d'hygiène, ainsi que les précautions particulières de chaque ingrédient et actif, à la fois dans la première partie de ce livre et en vous conformant aux directives du fabricant. Notez que les femmes enceintes et allaitantes peuvent utiliser toutes les recettes décrites dans cet ouvrage à condition de ne pas inclure les huiles essentielles dans la préparation (nous préconisons le principe de précaution maximal).

POUR ALLER PLUS LOIN, AJOUTEZ…

✓ **Du jus d'aloe vera** pour son effet hydratant, légèrement gainant et nourrissant : remplacez 20 ml d'eau par 20 ml de jus d'aloe vera, soit 45 ml d'eau, 20 ml d'aloe vera et 25 ml d'hydrolat.

CONSEILS ET ASTUCES

Ce shampoing est extrêmement doux et convient parfaitement à tous les types de cheveux qu'il rend souples et brillants. Il possède cependant une consistance assez liquide due à la faible quantité d'émulsifiant qu'il contient. Si vous préférez un « shampoing crème » à la texture plus onctueuse, nous proposons également une recette qui contient un émulsifiant et conditionneur capillaire : le BTMS.

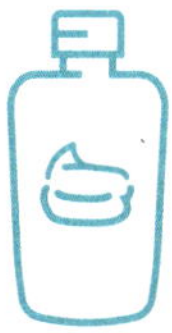

SHAMPOING CRÈME DISCIPLINANT

Ce shampoing crème possède une texture très onctueuse. Particulièrement agréable à appliquer, il mousse assez peu, rend les cheveux doux et brillants, et permet un démêlage très facile (le cétiol et le BTMS agissent en tant que conditionneurs capillaires).
Ce shampoing nettoie délicatement le cheveu et nourrit la fibre capillaire.
Nous vous proposons ici une formule idéale, simple et efficace, particulièrement facile à réaliser, que vous pourrez décliner en fonction de vos besoins.

Notre formulation idéale pour réaliser 250 ml de shampoing crème

Base consistante	**75 ml**
Base moussante	**45 ml**
Huile végétale	**10 ml**
Eau stérilisée	**60 ml**
Hydrolat	**30 ml**
Cétiol	**2,5 ml**
Phytokératine	**5 ml**
Huile essentielle	**20 gouttes**
BTMS	**15 g**
Isocide (ou EPP)	**50 gouttes**
Vitamine E	**5 gouttes**

Conservation
3 mois après fabrication.

Durée et difficulté
25 minutes.
Moyennement facile.

PRÉPARATION

Versez dans un premier bol le BTMS. Placez ce bol au bain-marie jusqu'à ce que le BTMS ait totalement fondu.

Dans une seconde casserole faites bouillir de l'eau puis versez les 60 ml d'eau stérilisée bouillante dans le premier bol. Mélangez jusqu'à obtention d'une préparation bien homogène.

Tout en laissant le bol au bain-marie, ajoutez l'hydrolat et la base consistante, mélangez à nouveau jusqu'à obtenir une préparation parfaitement onctueuse, homogène et lisse.

Sortez ensuite le bol du bain-marie, laissez refroidir 15 minutes puis ajoutez la base moussante. Homogénéisez.

Ajoutez enfin les autres ingrédients (huile végétale, cétiol, phytokératine, huiles essentielles, isocide (ou l'EPP) et vitamine E). C'est prêt !

UTILISATION

Utilisez sur cheveux mouillés, massez et rincez abondamment. Peut s'utiliser régulièrement.

Selon vos besoins !

Voici la liste des ingrédients que nous vous recommandons en fonction de vos cheveux. Nous avons parfois sélectionné plusieurs ingrédients dont les propriétés sont efficaces et adaptées à votre besoin.

Vos cheveux sont…	Huile végétale	Hydrolat	Huile essentielle
Secs	**Coco** Ultranourrissante et illuminatrice **Avocat** Réparatrice et restructurante	**Bleuet** Apaisant et rafraîchissant	**Carotte** Détoxifiante et régénérante
Gras	**Jojoba** Régulatrice et protectrice **Noisette** Hydratante et pénétrante	**Sauge** Purifiant et équilibrant	**Palmarosa** Antipelliculaire et régulatrice **Citron** Délipidante et antioxydante
Avec pellicules	**Amande douce** Apaisante et fortifiante **Argan** Protectrice et illuminatrice	**Menthe poivrée** Tonifiant et rafraîchissant	***Tea tree*** Tonifiante et purifiante **Romarin à cinéole** Tonique et antipelliculaire
Ternes, sans éclat	**Chanvre** Tonifiante, lissante et illuminatrice **Argan** Protectrice et illuminatrice	**Sauge** Purifiant et équilibrant	**Géranium Bourbon** Régulatrice et purifiante **Ylang-ylang** Tonique et régulatrice
Fins, abîmés	**Chanvre** Tonifiante, lissante et illuminatrice **Macadamia** Hydratante et protectrice	**Rose** Tonifiant et apaisant	**Ciste ladanifère** Réparatrice et protectrice **Petit grain** Régénérante et antipelliculaire
Chute de cheveux	**Carthame** Antichute et antioxydante **Avocat** Réparatrice et restructurante	**Sauge** Purifiant et équilibrant	**Romarin à cinéole** Tonique et antipelliculaire **Ylang-ylang** Tonique et régulatrice

Pour plus d'informations concernant les propriétés des ingrédients que vous choisirez dans votre recette, n'oubliez pas de vous référer à la première partie de ce livre.

PRÉCAUTIONS

Pour encore plus de sécurité, veillez à lire attentivement les précautions générales et les règles d'hygiène, ainsi que les précautions particulières de chaque ingrédient et actif, à la fois dans la première partie de ce livre et en vous conformant aux directives du fabricant. Notez que les femmes enceintes et allaitantes peuvent utiliser toutes les recettes décrites dans cet ouvrage à condition de ne pas inclure les huiles essentielles dans la préparation (nous préconisons le principe de précaution maximal).

POUR ALLER PLUS LOIN, AJOUTEZ…

✓ **Du jus d'aloe vera** pour son effet hydratant, légèrement gainant et nourrissant : remplacez 20 ml d'eau par 20 ml de jus d'aloe vera, soit 40 ml d'eau, 20 ml d'aloe vera et 30 ml d'hydrolat.

CONSEILS ET ASTUCES

Ce shampoing onctueux contient un émulsifiant et conditionneur capillaire, le BTMS, qui lui donne sa texture crémeuse. Cette recette, légèrement plus complexe que celle du shampoing liquide, est très agréable à utiliser et permet un démêlage facile.

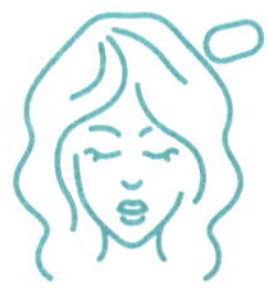

SHAMPOING SOLIDE

Les shampoings solides en barre sont très pratiques et peuvent être transportés très facilement (voyage, salle de sport…). Le sodium coco sulfate est l'élément de base pour créer un shampoing solide. Ce tensioactif dérivé de l'huile de coco crée une mousse abondante et rend les cheveux doux. Dans notre recette, le cétiol remplace très avantageusement les silicones. Combiné aux protéines de riz, il va redonner du volume à la fibre capillaire et faciliter le coiffage. Les protéines de riz vont, en plus, apporter de l'hydratation et éviter le dessèchement des cheveux.
Nous vous proposons ici une formule idéale, simple et efficace, particulièrement facile à réaliser, que vous pourrez décliner en fonction de vos besoins.

Notre formulation idéale pour réaliser 100 ml de shampoing solide

Sodium coco sulfate	**75 g**
Cétiol	**1 ml**
Huile végétale	**20 ml**
Protéines de riz	**4 ml**
Huile essentielle	**40 gouttes**
Eau stérilisée	**14 ml**

Conservation
6 mois après fabrication.

Durée et difficulté
40 minutes.
Facile.

PRÉPARATION

Mélangez dans un bol le sodium coco sulfate, l'huile végétale et l'eau stérilisée. Placez le bol au bain-marie et laissez fondre votre préparation 30 minutes en remuant régulièrement.

Lorsque le sodium coco sulfate a suffisamment ramolli, sortez le bol du bain-marie puis mélangez votre préparation afin d'obtenir une pâte homogène.

Intégrez alors le cétiol, les protéines de riz et l'huile essentielle. Mélangez correctement afin de bien répartir les ingrédients. Ne traînez pas trop car cette préparation peut durcir rapidement.

Transférez, enfin, dans un moule de votre choix, et tassez légèrement pour obtenir une forme bien adaptée.

Laissez refroidir quatre heures puis démoulez. Laissez sécher 24 heures avant utilisation. C'est prêt !

UTILISATION

Mouillez vos cheveux puis frottez-les avec la barre de shampoing solide. Faites mousser puis rincez abondamment à l'eau tiède. Si vous avez les cheveux longs ou très secs, nous vous conseillons d'utiliser ensuite un après-shampoing démêlant et nourrissant.

Selon vos besoins !

Voici la liste des ingrédients que nous vous recommandons en fonction de vos cheveux. Nous avons parfois sélectionné plusieurs ingrédients dont les propriétés sont efficaces et adaptées à votre besoin.

Vos cheveux sont…	Huile végétale	Huile essentielle
Secs	**Avocat** Réparatrice et restructurante **Chanvre** Tonifiante, lissante et illuminatrice	**Carotte** Détoxifiante et régénérante
Gras	**Jojoba** Régulatrice et protectrice **Noisette** Hydratante et pénétrante	***Tea tree*** Tonifiante et purifiante **Citron** Délipidante et antioxydante
Avec pellicules	**Amande douce** Apaisante et fortifiante **Argan** Protectrice et illuminatrice	**Palmarosa** Antipelliculaire et régulatrice **Romarin à cinéole** Tonique et antipelliculaire
Ternes, sans éclat	**Coco** Ultranourrissante et illuminatrice **Jojoba** Régulatrice et protectrice	**Géranium Bourbon** Régulatrice et purifiante **Romarin à cinéole** Tonique et antipelliculaire
Fins, abîmés	**Chanvre** Tonifiante, lissante et illuminatrice **Coco** Ultranourrissante et illuminatrice	**Ciste ladanifère** Réparatrice et protectrice **Petit grain** Régénératrice et antipelliculaire
Chute de cheveux	**Carthame** Antichute et antioxydante **Argan** Protectrice et illuminatrice	**Romarin à cinéole** Tonique et antipelliculaire **Ylang-ylang** Tonique et régulatrice

Pour plus d'informations concernant les propriétés des ingrédients que vous choisirez dans votre recette, n'oubliez pas de vous référer à la première partie de ce livre.

PRÉCAUTIONS

Pour encore plus de sécurité, veillez à lire attentivement les précautions générales et les règles d'hygiène, ainsi que les précautions particulières de chaque ingrédient et actif, à la fois dans la première partie de ce livre et en vous conformant aux directives du fabricant. Notez que les femmes enceintes et allaitantes peuvent utiliser toutes les recettes décrites dans cet ouvrage à condition de ne pas inclure les huiles essentielles dans la préparation (nous préconisons le principe de précaution maximal).

POUR ALLER PLUS LOIN, AJOUTEZ…

✓ **De la phytokératine** qui apporte de la brillance, de la souplesse et du volume à la fibre capillaire, et prévient la déshydratation : ajoutez en fin de préparation (en même temps que les protéines de riz, le cétiol et les huiles essentielles), 5 ml de phytokératine pour 100 g de shampoing.

✓ **De l'urée** pour ses propriétés kératolytiques et hydratantes afin d'éviter les pellicules : diluez 10 g d'urée (préalablement écrasée au mortier) dans 7 ml d'eau stérilisée froide. Faites chauffer uniquement le sodium coco sulfate avec les 7 ml d'eau restants (pour faire 14 ml au total) et l'huile végétale. Quand le sodium coco sulfate a bien ramolli, ajoutez l'eau avec l'urée. Poursuivez ensuite la recette comme décrite ci-dessus.

✓ **Du rhassoul** pour ses propriétés dégraissantes, purifiantes et nettoyantes : ajoutez 10 g de rhassoul en fin de préparation après la phase de chauffe. Attention, la solidification du mélange est beaucoup plus rapide après l'ajout de rhassoul, il est alors important de le mouler rapidement.

CONSEILS ET ASTUCES

Vous n'arrivez pas à vous débarrasser des pellicules ? L'urée est un excellent exfoliant capillaire et cutané. Grâce à ses propriétés kératolytiques, elle va décoller et éliminer ces indésirables squames de votre cuir chevelu. Elle possède également des vertus hydratantes prévenant le dessèchement et les démangeaisons capillaires. C'est enfin un actif très efficace contre l'électricité statique, et elle permet donc de discipliner les cheveux le nécessitant.

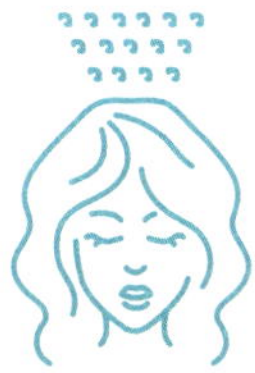

SHAMPOING SEC À L'ARGILE

Conservation
6 mois après fabrication.

Durée et difficulté
15 minutes.
Ultra facile.

Découvrez ou redécouvrez les shampoings secs : 100 % naturels, ils absorbent très efficacement l'excès de sébum responsable de l'effet gras sur les cheveux. Vos cheveux sont rafraîchis et retrouvent instantanément de l'éclat. Si vous avez les cheveux clairs, l'argile blanche fera des merveilles. Elle absorbe l'excès de sébum et élimine les impuretés. Vous pouvez la remplacer par du rhassoul si vous avez les cheveux plus foncés. Le rhassoul dégraisse la fibre capillaire sans l'agresser et ne laisse aucune trace sur les cheveux foncés.
Nous vous proposons ici une formule idéale, simple et efficace, particulièrement facile à réaliser, que vous pourrez décliner en fonction de vos besoins.

Notre formulation idéale pour réaliser 50 g de shampoing sec

Argile blanche (cheveux clairs, blonds)
Ou du rhassoul (cheveux foncés, bruns) .... **20 g**
Bicarbonate de soude .... **20 g**
Fécule de maïs .... **10 g**
Huile essentielle .... **15 gouttes**

PRÉPARATION

Versez dans un bol le bicarbonate de soude, la fécule de maïs et les gouttes d'huile essentielle.

Mélangez et écrasez bien l'ensemble avec le dos d'une grosse cuillère afin que les huiles essentielles se répartissent parfaitement dans toute la préparation.

Ajoutez ensuite l'argile blanche ou le rhassoul et homogénéisez de nouveau.

Transvasez à votre convenance dans un pot de 100 ml ou dans un flacon de 100 ml (les argiles ne pesant pas très lourd, 50 g d'argile équivalent donc à un volume de plus ou moins 100 ml).

Très pratique à emporter partout !

UTILISATION

Saupoudrez sur vos cheveux (bien secs) ou versez un peu de poudre dans votre main, puis répartissez sur le cuir chevelu. Laissez poser une minute puis brossez.

Selon vos besoins !

Voici la liste des ingrédients que nous vous recommandons en fonction de vos cheveux. Nous avons parfois sélectionné plusieurs ingrédients dont les propriétés sont efficaces et adaptées à votre besoin.

Vos cheveux sont…	Huile essentielle
Secs	**Carotte** Détoxifiante et régénérante **Petit grain** Régénératrice et antipelliculaire
Gras	**Palmarosa** Régulatrice et antipelliculaire ***Tea tree*** Tonifiante et purifiante
Normaux	**Romarin à cinéole** Tonique et antipelliculaire **Citron** Délipidante et antioxydante

Pour plus d'informations concernant les propriétés des ingrédients que vous choisirez dans votre recette, n'oubliez pas de vous référer à la première partie de ce livre.

PRÉCAUTIONS

Pour encore plus de sécurité, veillez à lire attentivement les précautions générales et les règles d'hygiène, ainsi que les précautions particulières de chaque ingrédient et actif, à la fois dans la première partie de ce livre et en vous conformant aux directives du fabricant. Notez que les femmes enceintes et allaitantes peuvent utiliser toutes les recettes décrites dans cet ouvrage à condition de ne pas inclure les huiles essentielles dans la préparation (nous préconisons le principe de précaution maximal).

POUR ALLER PLUS LOIN, AJOUTEZ…

✓ **Du talc** pour ses propriétés absorbantes : vous pouvez remplacer l'argile par du talc ou mélanger les deux à la proportion désirée. Attention, le talc peut laisser quelques traces blanches sur les cheveux foncés.

✓ **Des micas bronze, cuivrés ou or :** pour donner de jolis reflets à vos cheveux. À ajouter avec parcimonie en fonction de votre couleur de cheveux et de l'effet recherché.

CONSEILS ET ASTUCES

Les shampoings secs ne lavent pas réellement vos cheveux au sens d'un nettoyage traditionnel. Ils les assainissent en absorbant l'excès de sébum. Après utilisation d'un shampoing sec, pour enlever la poudre résiduelle, brossez énergiquement votre chevelure, tête en bas, ou utilisez un sèche-cheveux soufflant de l'air froid.

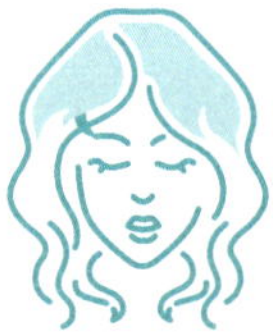

Conservation
3 mois après fabrication.

Durée et difficulté
15 minutes.
Facile.

MASQUE AVANT SHAMPOING NOURRISSANT ET ASSOUPLISSANT

Ultra-efficace, ce masque avant shampoing va réparer les dommages infligés à vos cheveux par les agressions climatiques et environnementales. Composé exclusivement d'huiles et de beurre végétaux, il va protéger et nourrir vos cheveux en profondeur. Il rend la fibre capillaire souple, brillante et vigoureuse. D'une simplicité enfantine, cette recette ravira les cheveux les plus secs, méchés, décolorés, frisés ou crépus. Nous vous proposons ici une formule idéale, simple et efficace, particulièrement facile à réaliser, que vous pourrez décliner en fonction de vos besoins.

Notre formulation idéale pour réaliser 200 ml de masque avant shampoing

Huile végétale	**60 ml**
Huile de coco	**60 ml**
Beurre végétal	**60 g**
Vitamine E	**18 gouttes**

PRÉPARATION

Faites fondre le beurre végétal et l'huile de coco au bain-marie.

Sortez le bol du bain-marie puis ajoutez l'huile végétale.

Mélangez afin de bien homogénéiser la préparation.

Intégrez la vitamine E. Mélangez à nouveau quelques instants puis versez le baume encore liquide dans un pot.

Placez immédiatement le pot 20 minutes au congélateur afin d'accélérer le refroidissement. Cette étape est importante car elle permet de figer rapidement la préparation et de conserver ainsi une bonne homogénéité.

C'est prêt !

UTILISATION

Faites fondre dans vos mains une à trois noisettes de la préparation. Ensuite, massez légèrement les cheveux sur la longueur et les pointes en évitant le cuir chevelu. Pour un maximum d'efficacité, laissez poser au minimum 30 minutes sous une serviette chaude. Rincez avant d'appliquer votre shampoing.

Selon vos besoins !

Voici la liste des ingrédients que nous vous recommandons en fonction de vos cheveux. Nous avons parfois sélectionné plusieurs ingrédients dont les propriétés sont efficaces et adaptées à votre besoin.

Vos cheveux sont…	Huile végétale	Beurre végétal
Secs	**Carthame** Antichute et antioxydante **Macadamia** Adoucissante et hydratante	**Beurre de karité** Nourrissant et protecteur
Gras	**Ce baume est déconseillé aux cheveux et cuirs chevelus gras**	
Avec pellicules	**Amande douce** Apaisante et fortifiante **Argan** Protectrice et illuminatrice	**Beurre de cacao ou de karité** Nourrissant et protecteur
Ternes, sans éclat	**Argan** Protectrice et illuminatrice **Jojoba** Régulatrice et protectrice	**Beurre de karité** Nourrissant et protecteur
Fins, abîmés	**Chanvre** Tonifiante, lissante et illuminatrice **Avocat** Réparatrice et restructurante	**Beurre de karité** Nourrissant et protecteur
Chute de cheveux	**Carthame** Antichute et antioxydante **Avocat** Réparatrice et restructurante	**Beurre de cacao ou de karité** Nourrissant et protecteur

Pour plus d'informations concernant les propriétés des ingrédients que vous choisirez dans votre recette, n'oubliez pas de vous référer à la première partie de ce livre.

PRÉCAUTIONS

Pour encore plus de sécurité, veillez à lire attentivement les précautions générales et les règles d'hygiène, ainsi que les précautions particulières de chaque ingrédient et actif, à la fois dans la première partie de ce livre et en vous conformant aux directives du fabricant. Notez que les femmes enceintes et allaitantes peuvent utiliser toutes les recettes décrites dans cet ouvrage à condition de ne pas inclure les huiles essentielles dans la préparation (nous préconisons le principe de précaution maximal).

POUR ALLER PLUS LOIN, AJOUTEZ…

✓ **Des huiles essentielles :** 20 gouttes d'huile essentielle de votre choix : ylang-ylang (polyvalente et envoûtante), carotte pour les cheveux secs et abîmés, romarin à cinéole pour fortifier et revitaliser.

CONSEILS ET ASTUCES

Les bains d'huiles et masques huileux avant shampoing sont généralement déconseillés pour les cheveux et cuirs chevelus gras. Nous vous conseillons dans ce cas d'utiliser la recette d'après-shampoing embellissant comme un masque avant shampoing.

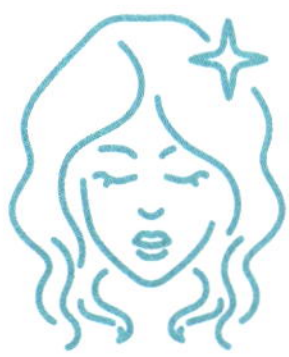

APRÈS-SHAMPOING EMBELLISSANT

Ce soin après shampoing va discipliner, hydrater et embellir vos cheveux grâce à son cocktail d'actifs. Le BTMS végétal est un émulsifiant et un conditionneur capillaire célèbre pour ses propriétés démêlantes, antistatiques et antifrisottis. La phytokératine apporte à vos cheveux douceur, brillance et souplesse tout en permettant de lutter efficacement contre la déshydratation de la fibre capillaire. Le cétiol est également un conditionneur très efficace pour redonner du volume à votre chevelure. L'huile de brocoli est ici utilisée pour ses actions lissantes, nourrissantes et démêlantes.

Notre formulation idéale pour réaliser 250 ml de baume après shampoing

Eau stérilisée	**200 ml**
BTMS	**18 g**
Huile végétale n° 1	**4 ml**
Huile végétale n° 2	**4 ml**
Huile de brocoli	**4 ml**
Cétiol	**2,5 ml**
Phytokératine	**10 ml**
Isocide (ou EPP)	**50 gouttes**
Vitamine E	**15 gouttes**

Conservation
3 mois après fabrication.

Durée et difficulté
25 minutes.
Moyennement facile.

PRÉPARATION

Faites fondre le BTMS au bain-marie.

Dans une deuxième casserole, faites frémir 220 ml d'eau stérilisée (20 ml de plus pour l'évaporation).

Lorsque le BTMS a totalement fondu, sortez le bol du bain-marie puis ajoutez l'eau stérilisée bouillante.

Mélangez au fouet manuel pendant cinq minutes afin d'obtenir une masse lisse et légère.

Une fois le mélange refroidi, ajoutez les huiles végétales, le cétiol, la phytokératine, la vitamine E et l'isocide (ou l'EPP).

Mélangez bien la préparation.

Transférez dans un flacon ou un pot de 250 ml.

C'est prêt !

UTILISATION

Appliquez sur cheveux lavés et humides, laissez poser entre deux et cinq minutes puis rincez abondamment.

Selon vos besoins !

Voici la liste des ingrédients que nous vous recommandons en fonction de vos cheveux. Nous avons parfois sélectionné plusieurs ingrédients dont les propriétés sont efficaces et adaptées à votre besoin.

Vos cheveux sont…	Huile végétale 1	Huile végétale 2
Secs	**Ricin** Tonifiante et nourrissante **Avocat** Réparatrice et restructurante	**Coco** Ultranourrissante et illuminatrice
Gras	**Jojoba** Régulatrice et protectrice **Noisette** Hydratante et pénétrante	**Amande douce** Apaisante et fortifiante
Avec pellicules	**Amande douce** Apaisante et fortifiante	**Argan** Protectrice et illuminatrice
Ternes, sans éclat	**Chanvre** Tonifiante, lissante et illuminatrice **Argan** Protectrice et illuminatrice	**Coco** Ultranourrissante et illuminatrice
Fins, abîmés	**Chanvre** Tonifiante, lissante et illuminatrice **Ricin** Tonifiante et nourrissante	**Macadamia** Hydratante et protectrice
Chute de cheveux	**Carthame** Antichute et antioxydante **Avocat** Réparatrice et restructurante	**Argan** Protectrice et illuminatrice

Pour plus d'informations concernant les propriétés des ingrédients que vous choisirez dans votre recette, n'oubliez pas de vous référer à la première partie de ce livre.

PRÉCAUTIONS

Pour encore plus de sécurité, veillez à lire attentivement les précautions générales et les règles d'hygiène, ainsi que les précautions particulières de chaque ingrédient et actif, à la fois dans la première partie de ce livre et en vous conformant aux directives du fabricant. Notez que les femmes enceintes et allaitantes peuvent utiliser toutes les recettes décrites dans cet ouvrage à condition de ne pas inclure les huiles essentielles dans la préparation (nous préconisons le principe de précaution maximal).

POUR ALLER PLUS LOIN, AJOUTEZ…

✓ **De la provitamine B5** pour ses propriétés démêlantes et fortifiantes : 5 ml à ajouter en fin de préparation avec le cétiol, la phytokératine et l'isocide (ou l'EPP).

✓ **Des protéines de riz** pour leurs propriétés hydratantes et démêlantes : 5 ml à ajouter en fin de préparation avec le cétiol, la phytokératine et l'isocide (ou l'EPP).

✓ **Des AHA (acides de fruits)** pour apporter de la brillance aux cheveux : ajouter 5 ml en toute fin de préparation lorsque l'émulsion a déjà pris. Il est conseillé de rajouter dans ce cas 1 g de bicarbonate de soude pour équilibrer le pH car les AHA sont assez acides.

CONSEILS ET ASTUCES

L'huile de brocoli fait des merveilles sur les cheveux ondulés ou abîmés. Connue pour ses vertus lissantes, démêlantes et nutritives, elle est souvent utilisée pour les soins capillaires naturels haut de gamme. À son contact, la fibre capillaire gagne rapidement en douceur et en brillance. Elle remplace très avantageusement les silicones présentes dans les shampoings et après-shampoings traditionnels.

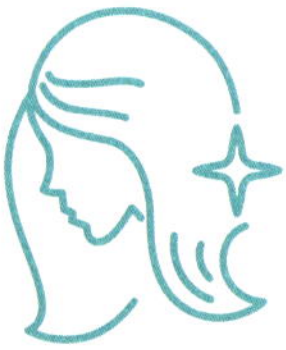

Conservation
3 mois après fabrication.

Durée et difficulté
25 minutes.
Moyennement facile.

SOIN CAPILLAIRE NOURRISSANT ET RÉPARATEUR SANS RINÇAGE

Ce soin sans rinçage est parfait pour les pointes et les longueurs des cheveux fourchus et abîmés. Idéal en été pour redonner de la douceur et de la brillance aux cheveux malmenés par le soleil et l'eau de mer. L'Olivem 1000 permet de former un film protecteur sur la fibre des cheveux. Riche en phytokératine, cette recette permettra de favoriser la réhydratation des fibres capillaires en manque d'eau.

Notre formulation idéale pour réaliser 100 ml de soin sans rinçage

Eau stérilisée	**50 ml**
Hydrolat	**30 ml**
Olivem 1000	**6 g**
Huile végétale	**17 ml**
Huile essentielle	**10 gouttes**
Phytokératine	**5 ml**
Isocide (ou EPP)	**24 gouttes**
Vitamine E	**10 gouttes**

PRÉPARATION

Dans un premier bol, faites chauffer au bain-marie la phase aqueuse (eau stérilisée + hydrolat).

Versez en même temps dans un second bol l'Olivem 1000 puis faites-le fondre au bain-marie. Lorsque l'Olivem 1000 a quasiment totalement fondu, ajoutez l'huile végétale.

Lorsque l'Olivem 1000 a totalement fondu (dans l'huile), patientez encore une minute puis sortez les bols des bains-marie et versez la phase aqueuse dans le bol contenant l'Olivem.

Mélangez au fouet manuel pendant cinq minutes afin d'obtenir une masse lisse et légère. Si l'émulsion n'est pas homogène, il est permis de réchauffer ce mélange avant d'ajouter les autres ingrédients.

Une fois le mélange refroidi, ajoutez la phytokératine, l'huile essentielle, la vitamine E et l'isocide (ou l'EPP).

Mélangez bien la préparation. Transférez dans un flacon airless ou un pot de 100 ml. C'est prêt !

UTILISATION

Appliquez sur cheveux secs, de préférence sur les pointes et les longueurs en évitant le cuir chevelu. Attendez que le soin ait pénétré puis brossez pour enlever le surplus. Agitez le flacon avant chaque utilisation.

Selon vos besoins !

Voici la liste des ingrédients que nous vous recommandons en fonction de vos cheveux. Nous avons parfois sélectionné plusieurs ingrédients dont les propriétés sont efficaces et adaptées à votre besoin.

Vos cheveux sont…	Huile végétale	Hydrolat	Huile essentielle
Secs	**Coco** Ultranourrissante et illuminatrice **Avocat** Réparatrice et restructurante	**Bleuet** Apaisant et rafraîchissant	**Carotte** Détoxifiante et régénérante
Gras	**Jojoba** Régulatrice et protectrice **Noisette** Hydratante et pénétrante	**Sauge** Purifiant et équilibrant	**Palmarosa** Antipelliculaire et régulatrice **Citron** Délipidante et antioxydante
Avec pellicules	**Amande douce** Apaisante et fortifiante **Argan** Protectrice et illuminatrice	**Menthe poivrée** Tonifiant et rafraîchissant	***Tea tree*** Tonifiante et purifiante **Romarin à cinéole** Tonique et antipelliculaire
Ternes, sans éclat	**Chanvre** Tonifiante, lissante et illuminatrice **Argan** Protectrice et illuminatrice	**Sauge** Purifiant et équilibrant	**Géranium Bourbon** Régulatrice et purifiante **Ylang-ylang** Tonique et régulatrice
Fins, abîmés	**Chanvre** Tonifiante, lissante et illuminatrice **Macadamia** Hydratante et protectrice	**Rose** Tonifiant et apaisant	**Ciste ladanifère** Réparatrice et protectrice **Petit grain** Régénérante et antipelliculaire
Chute de cheveux	**Carthame** Antichute et antioxydante **Avocat** Réparatrice et restructurante	**Sauge** Purifiant et équilibrant	**Romarin à cinéole** Tonique et antipelliculaire **Ylang-ylang** Tonique et régulatrice

Pour plus d'informations concernant les propriétés des ingrédients que vous choisirez dans votre recette, n'oubliez pas de vous référer à la première partie de ce livre.

PRÉCAUTIONS

Pour encore plus de sécurité, veillez à lire attentivement les précautions générales et les règles d'hygiène, ainsi que les précautions particulières de chaque ingrédient et actif, à la fois dans la première partie de ce livre et en vous conformant aux directives du fabricant. Notez que les femmes enceintes et allaitantes peuvent utiliser toutes les recettes décrites dans cet ouvrage à condition de ne pas inclure les huiles essentielles dans la préparation (nous préconisons le principe de précaution maximal).

POUR ALLER PLUS LOIN, AJOUTEZ…

✓ **De la provitamine B5** pour ses propriétés démêlantes et fortifiantes :
2 ml à ajouter en fin de préparation avec le cétiol, la phytokératine et l'isocide (ou l'EPP).

✓ **Des protéines de riz** pour leurs propriétés hydratantes et démêlantes :
2 ml à ajouter en fin de préparation avec le cétiol, la phytokératine et l'isocide (ou l'EPP).

✓ **Des AHA (acides de fruits)** pour donner de la brillance aux cheveux :
2 ml à ajouter en toute fin de préparation, lorsque l'émulsion a déjà pris.

CONSEILS ET ASTUCES

Ce soin sans rinçage est élaboré sur la base d'une recette de crème hydratante et peut également être utilisé pour la peau. En effet, il est peu gras, très protecteur, hydratant et nourrissant à la fois. La phytokératine apportera à votre peau de la souplesse et de la douceur, l'Olivem 1000 y formera un film protecteur et agréable permettant de préserver l'hydratation de votre peau (très utile si vous avez la peau sèche et déshydratée, mais attention si vous n'aimez pas la sensation de film sur le visage ou le corps).

Pieds, mains et ongles

Nous vous proposons dans ce chapitre plusieurs formules (recettes) de base, idéales et universelles, pour réaliser vos soins pour les mains et les pieds (soins nourrissants, gommages, crèmes contre les gerçures…). Chaque recette détaille de manière simple et précise le mode opératoire ainsi que la liste des ingrédients à utiliser en fonction de votre type de peau et de vos besoins. Ce chapitre vous donne également les clés pour aller encore plus loin et réaliser vos propres recettes.

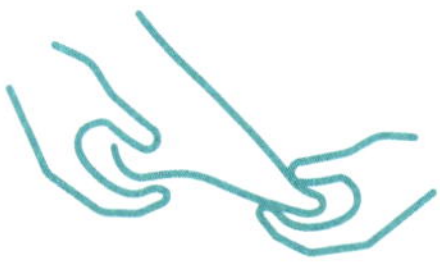

CRÈME RÉPARATRICE POUR LES PIEDS

Cette crème réparatrice et protectrice va prendre soin de vos pieds. Très sollicitée, la peau des pieds a souvent tendance à craqueler et à durcir. L'urée, grâce à ses puissantes propriétés kératolytiques et ultrahydratantes, va gommer et éliminer les peaux mortes pour vous permettre de retrouver une peau douce et lisse. Les huiles végétales de cette recette vont, quant à elles, l'assouplir et la nourrir en profondeur.
Nous vous proposons ici une formule idéale, simple et efficace, particulièrement facile à réaliser, que vous pourrez décliner en fonction de vos besoins.

Notre formulation idéale pour réaliser 50 ml de crème pour les pieds

Huile végétale	**15 ml**
Cutina	**4 g**
Urée	**5 g**
Huile essentielle	**5 gouttes**
Isocide (ou EPP)	**12 gouttes**
Vitamine E	**5 gouttes**
Eau stérilisée	**30 ml**

Conservation
3 mois après fabrication.

Durée et difficulté
25 minutes.
Moyennement facile.

PRÉPARATION

Dans un premier bol, mélangez l'huile végétale et la cutina. Dans un second bol, versez l'eau stérilisée. Faites chauffer une grande (ou deux petites) casserole(s) d'eau chaude.

Lorsque l'eau frémit, placez vos deux bols en même temps au bain-marie (attention à ce que de l'eau ne rentre pas dans vos bols). Faites chauffer sans agiter ni remuer (l'eau doit rester frémissante). Attendez une minute puis ajoutez l'urée dans la phase aqueuse. Dès que la cutina a totalement fondu, patientez encore une minute afin d'obtenir la bonne température, puis retirez vos deux bols du bain-marie.

Versez sans attendre la phase aqueuse dans la phase huileuse et battez énergiquement à la fourchette ou au fouet pendant au moins cinq minutes. Lorsque votre préparation est onctueuse et homogène, laissez refroidir quelques minutes puis ajoutez l'isocide (ou l'EPP), la vitamine E et les huiles essentielles.

Mélangez bien puis transvasez dans un pot ou un flacon airless à l'aide d'une cuillère ou d'une spatule en silicone. Attendez 15 minutes le refroidissement complet. C'est prêt !

UTILISATION

Appliquez ce soin sur vos pieds puis massez jusqu'à pénétration complète de la crème. Idéal après un bon bain, une douche ou une longue journée...

Selon vos besoins !

Voici la liste des ingrédients que nous vous recommandons en fonction de votre type de peau. Nous avons parfois sélectionné plusieurs ingrédients dont les propriétés sont efficaces et adaptées à votre besoin.

Vos pieds sont…	Huile végétale	Huile essentielle
Secs	**Chanvre** Nourrissante au toucher sec **Macadamia** Adoucissante et hydratante	**Bois de rose** Régénérante et raffermissante **Ylang-ylang** Régulatrice et régénérante
Normaux	**Noyaux d'abricots** Adoucissante et assouplissante **Macadamia** Adoucissante et hydratante	**Géranium Bourbon** Tonique et cicatrisante **Petit grain** Régénérante et régulatrice
Avec callosités	**Argan** Anti-âge et protectrice **Carotte** Illuminatrice et assouplissante	**Ylang-ylang** Régulatrice et régénérante **Carotte** Éclaircissante et régénérante
Crevassés, irrités	**Carthame** Réparatrice et nourrissante **Onagre** Fortifiante et protectrice	**Géranium Bourbon** Tonique et cicatrisante **Lavande vraie** Régénérante et cicatrisante
Moites, transpirants	**Jojoba** Régulatrice et pénétrante **Noisette** Hydratante et pénétrante	**Palmarosa** Cicatrisante et anti-transpirante ***Tea tree*** Purifiante et réparatrice

Pour plus d'informations concernant les propriétés des ingrédients que vous choisirez dans votre recette, n'oubliez pas de vous référer à la première partie de ce livre.

PRÉCAUTIONS

Pour encore plus de sécurité, veillez à lire attentivement les précautions générales et les règles d'hygiène, ainsi que les précautions particulières de chaque ingrédient et actif, à la fois dans la première partie de ce livre et en vous conformant aux directives du fabricant. Notez que les femmes enceintes et allaitantes peuvent utiliser toutes les recettes décrites dans cet ouvrage à condition de ne pas inclure les huiles essentielles dans la préparation (nous préconisons le principe de précaution maximal).

POUR ALLER PLUS LOIN, AJOUTEZ…

✓ **De l'hydrolat de sauge** pour ses propriétés rafraîchissantes et régulatrices : remplacez les 30 ml d'eau par 30 ml d'hydrolat de sauge. Ajoutez alors 0,15 g de bicarbonate de soude dans l'hydrolat et suivez la recette.

✓ **Des cristaux de menthol** pour leurs propriétés décongestionnantes et leur effet « glaçon » ultrarafraîchissant : ajoutez 0,5 g de cristaux de menthol (préalablement broyés) à la phase huileuse en fin de phase de chauffe.

CONSEILS ET ASTUCES

Soumis à une pression importante, les pieds supportent constamment le poids de notre corps. En plus de ce soin hydratant, un bain de pieds tiède et aromatique à base de bicarbonate de soude ou de sels d'Epsom fera le plus grand bien aux pieds les plus fatigués. Pour aller encore plus loin et prendre soin des cuticules, vous pouvez utiliser la même recette que celle destinée aux soins des mains et des ongles.

Si vous ne disposez pas d'une balance permettant de peser avec une précision de 0,1 g, reportez-vous au chapitre « Poids et mesures » en fin d'ouvrage, nous y avons rédigé un tableau de correspondance avec des cuillères doseuses.

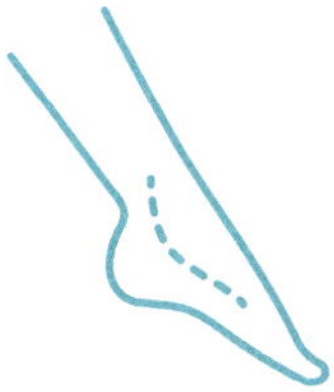

Conservation
3 mois après fabrication.

Durée et difficulté
20 minutes.
Ultra-facile.

GOMMAGE
DÉCONGESTIONNANT POUR LES PIEDS

Pour les pieds, la première fonction du gommage est d'éliminer les toxines, les peaux mortes et les callosités présentes à la surface de l'épiderme afin de retrouver une peau plus douce et plus souple. Notre recette offre de nombreux bienfaits en plus de l'exfoliation. Le sel d'Epsom va détoxifier, purifier, reminéraliser et détendre vos pieds. L'hydrolat de sauge aide à réguler la transpiration, et les cristaux de menthol vont décongestionner et apaiser les tensions musculaires. En bonus, les huiles végétales vont apporter de la douceur et de la souplesse à la peau (elles ont été sélectionnées pour leur toucher non gras).

Notre formulation idéale pour réaliser 100 ml de gommage pour les pieds

Sel fin	**60 g**
Sel d'Epsom	**30 g**
Huile végétale	**24 ml**
Hydrolat de sauge	**6 ml**
Cristaux de menthol	**3 g**
Isocide (ou EPP)	**24 gouttes**
Vitamine E	**10 gouttes**

PRÉPARATION

Écrasez le sel d'Epsom et les cristaux de menthol dans un mortier à l'aide d'un pilon.

Versez ensuite le sel fin (sel de cuisine), le sel d'Epsom et les cristaux de menthol broyés dans un bol puis ajoutez l'huile végétale.

Mélangez puis ajoutez ensuite l'hydrolat. Une petite partie du sel va fondre au contact de l'hydrolat afin de former la phase aqueuse du gommage. Mélangez énergiquement. Ajoutez enfin l'isocide (ou l'EPP) et la vitamine E. Homogénéisez puis transvasez votre préparation dans un pot de 100 ml. C'est prêt !

Note : vous pouvez rajouter un peu de sel à la fin de la préparation si vous trouvez le gommage trop liquide ou si vous souhaitez un pouvoir gommant plus puissant.

UTILISATION

Le soir, sur peau humide et propre. Massez doucement en réalisant de petits mouvements circulaires. Rincez à l'eau claire puis séchez.

Le gommage peut se réaliser deux fois par semaine pour les peaux normales à grasses, et une fois par semaine, voire une fois toutes les deux semaines, pour les peaux sensibles ou irritées.

Selon vos besoins !

Voici la liste des ingrédients que nous vous recommandons en fonction de votre type de peau. Nous avons parfois sélectionné plusieurs ingrédients dont les propriétés sont efficaces et adaptées à votre besoin.

Vos pieds sont…	Huile végétale
Secs	**Chanvre** Nourrissante au toucher sec **Macadamia** Adoucissante et hydratante
Normaux	**Noyaux d'abricots** Adoucissante et assouplissante **Carotte** Illuminatrice et assouplissante
Avec callosités	**Argan** Anti-âge et protectrice **Carotte** Illuminatrice et assouplissante
Crevassés, irrités	**Chanvre** Tonifiante, lissante et illuminatrice **Argan** Protectrice et illuminatrice
Moites, transpirants	**Onagre** Fortifiante et protectrice **Carthame** Réparatrice et nourrissante

Pour plus d'informations concernant les propriétés des ingrédients que vous choisirez dans votre recette, n'oubliez pas de vous référer à la première partie de ce livre.

PRÉCAUTIONS

Pour encore plus de sécurité, veillez à lire attentivement les précautions générales et les règles d'hygiène, ainsi que les précautions particulières de chaque ingrédient et actif, à la fois dans la première partie de ce livre et en vous conformant aux directives du fabricant. Notez que les femmes enceintes et allaitantes peuvent utiliser toutes les recettes décrites dans cet ouvrage à condition de ne pas inclure les huiles essentielles dans la préparation (nous préconisons le principe de précaution maximal).

POUR ALLER PLUS LOIN, AJOUTEZ...

✓ **De la poudre de coques de noix** pour ses propriétés exfoliantes les plus puissantes : remplacez 20 g de sel de cuisine par 20 g de poudre de coques de noix et réalisez la recette comme décrite ci-dessus.

✓ **De la poudre de noyaux d'olives** pour ses propriétés exfoliantes puissantes : remplacez 20 g de sel de cuisine par 20 g de poudre de noyaux d'olives et réalisez la recette comme décrite ci-dessus.

✓ **Des huiles essentielles** pour régénérer et assainir la peau : ajoutez 5 gouttes d'huile essentielle de tea tree pour assainir la peau + 5 gouttes d'huile essentielle de géranium Bourbon pour favoriser la régénération des tissus.

CONSEILS ET ASTUCES

Vous pouvez remplacer le sel par du sucre alimentaire. Du sucre fin classique au sucre roux, en passant par la cassonade ou le sucre glace, vous pouvez choisir l'exfoliant idéal en fonction de vos besoins et de votre type de peau (voir les grands principes du gommage en première partie de ce livre). La taille des grains du sucre utilisé déterminera la puissance du gommage.

Si vous ne disposez pas d'une balance permettant de peser avec une précision de 0,1 g, reportez-vous au chapitre « Poids et mesures » en fin d'ouvrage, nous y avons rédigé un tableau de correspondance avec des cuillères doseuses.

CRÈME ADOUCISSANTE
POUR MAINS SÈCHES OU GERCÉES

Les mains font partie des zones les plus agressées tout au long de la journée (lavages répétés, frictions, vents, soleil…). Des ingrédients ultranourrissants sont indispensables pour les adoucir et les protéger contre les craquelures, les gerçures et toutes sortes de tiraillements dus à leur dessèchement. Très riche en beurre de karité, cette recette va vous permettre de nourrir la peau en profondeur. Les huiles végétales combinées à la glycérine vont l'hydrater et lui redonner de la souplesse et de l'élasticité. L'aloe vera contenu dans cette recette permettra d'apaiser et d'aider à cicatriser les peaux irritées.

Notre formulation idéale pour réaliser 50 ml de crème pour les mains

Huile végétale	**10 ml**
Beurre de karité	**6 g**
Cutina	**4 g**
Glycérine	**5 ml**
Huile essentielle	**4 gouttes**
Isocide (ou EPP)	**12 gouttes**
Vitamine E	**4 gouttes**
Jus d'aloe vera	**10 ml**
Eau stérilisée	**15 ml**
Bicarbonate de soude	**0,2 g**

Conservation
3 mois après fabrication.

Durée et difficulté
25 minutes.
Moyennement facile.

PRÉPARATION

Dans un premier bol, placez l'huile végétale, le beurre de karité et la cutina. Dans un second bol, mélangez la glycérine, le jus d'aloe vera, l'eau stérilisée et le bicarbonate de soude.

Faites chauffer une grande (ou deux petites) casserole(s) d'eau chaude. Lorsque l'eau frémit, placez vos deux bols en même temps au bain-marie (attention à ce que de l'eau ne rentre pas dans vos bols). Faites chauffer sans agiter ni remuer (l'eau doit rester frémissante). Dès que la cutina a totalement fondu, patientez encore une minute afin d'obtenir la bonne température puis retirez vos bols du bain-marie.

Versez sans attendre la phase aqueuse dans la phase huileuse et battez énergiquement à la fourchette ou au fouet pendant au moins cinq minutes.

Lorsque votre préparation est onctueuse et homogène, laissez refroidir quelques minutes puis ajoutez l'isocide (ou l'EPP), la vitamine E et les huiles essentielles. Mélangez bien puis transvasez dans un pot ou un flacon *airless* de 50 ml à l'aide d'une cuillère ou d'une spatule en silicone.

Attendez 15 minutes le refroidissement complet. C'est prêt !

UTILISATION

Appliquez cette crème sur vos mains pour les adoucir et prévenir le dessèchement.

Selon vos besoins !

Voici la liste des ingrédients que nous vous recommandons en fonction de votre type de peau. Nous avons parfois sélectionné plusieurs ingrédients dont les propriétés sont efficaces et adaptées à votre besoin.

Vos mains sont…	Huile végétale	Huile essentielle
Sèches	**Chanvre** Nourrissante au toucher sec **Coco** Ultranourrissante et apaisante	**Carotte** Éclaircissante et régénérante **Géranium Bourbon** Tonique et cicatrisante
Normales	**Noyaux d'abricots** Adoucissante et assouplissante **Amande douce** Douce et protectrice	**Bois de rose** Régénérante et raffermissante **Ylang-ylang** Régulatrice et régénérante
Avec des taches pigmentaires	**Ricin** Purifiante et éclaircissante **Amande douce** Douce et protectrice	**Citron** Antioxydante et purifiante **Carotte** Éclaircissante et régénérante
Crevassés, irrités	**Carthame** Réparatrice et nourrissante **Avocat** Hydratante et régénérante	**Bois de rose** Régénérante et raffermissante **Lavande vraie** Régénérante et cicatrisante
Moites, transpirantes	**Jojoba** Régulatrice et pénétrante **Noisette** Hydratante et pénétrante	**Palmarosa** Cicatrisante et anti-transpirante **Romarin à cinéole** Tonique et purifiante

Pour plus d'informations concernant les propriétés des ingrédients que vous choisirez dans votre recette, n'oubliez pas de vous référer à la première partie de ce livre.

PRÉCAUTIONS

Pour encore plus de sécurité, veillez à lire attentivement les précautions générales et les règles d'hygiène, ainsi que les précautions particulières de chaque ingrédient et actif, à la fois dans la première partie de ce livre et en vous conformant aux directives du fabricant. Notez que les femmes enceintes et allaitantes peuvent utiliser toutes les recettes décrites dans cet ouvrage à condition de ne pas inclure les huiles essentielles dans la préparation (nous préconisons le principe de précaution maximal). Ne pas exposer ses mains au soleil après application de l'huile essentielle de citron.

POUR ALLER PLUS LOIN, AJOUTEZ…

✓ **De l'argile blanche** pour ses propriétés absorbantes (transpiration) mais surtout matifiantes : ajoutez 2 g d'argile blanche en toute fin de préparation. L'argile donnera un effet plus mat et moins « gras » à votre crème.

✓ **De l'urée** pour ses propriétés ultrahydratantes et kératolytiques : broyez 2,5 g d'urée dans un mortier puis ajoutez à la phase aqueuse (avec l'eau, l'aloe et le bicarbonate de soude) une fois chaude.

CONSEILS ET ASTUCES

Vous pouvez également ajouter quatre gouttes d'huile essentielle de ciste ladanifère à votre préparation afin de favoriser la cicatrisation en cas de craquelures importantes, ou quatre gouttes d'huile essentielle de géranium pour favoriser la régénération des tissus cutanés.

Si vous ne disposez pas d'une balance permettant de peser avec une précision de 0,1 g, reportez-vous au chapitre « Poids et mesures » en fin d'ouvrage, nous y avons rédigé un tableau de correspondance avec des cuillères doseuses.

HUILE DE BEAUTÉ

POUR LES ONGLES ET CUTICULES

Conservation
3 mois après fabrication.

Durée et difficulté
15 minutes.
Ultra-facile.

Les cuticules sont ces petites peaux très fines qui recouvrent les ongles à leur base. Très fragiles, elles nécessitent beaucoup de soins pour ne pas sécher ou se décoller (ce qui peut être douloureux et inesthétique). Cette recette a pour objectif de prendre soin à la fois des cuticules et des ongles. L'huile de ricin est l'huile végétale la plus célèbre et probablement la plus efficace pour le soin des ongles. Alliée à l'huile essentielle de citron (l'huile essentielle des ongles !) et à l'huile d'onagre, ce trio forme un soin complet fortifiant et nourrissant (convient également pour les ongles cassants). L'huile essentielle de citron apporte en plus ses propriétés purifiantes.

Notre formulation idéale pour réaliser 15 ml d'huile pour les ongles et cuticules

Huile d'onagre	**10 ml**
Huile de ricin	**5 ml**
Huile essentielle de citron	**5 gouttes**
Vitamine E	**2 gouttes**

PRÉPARATION

Versez dans un petit flacon l'huile végétale de ricin et l'huile végétale d'onagre.

Ajoutez la vitamine E et l'huile essentielle de citron.

Secouez énergiquement afin de bien homogénéiser votre préparation (cette étape est importante car l'huile de ricin est extrêmement visqueuse).

C'est prêt !

UTILISATION

Le soir avant d'aller vous coucher (le soin pourra ainsi agir toute la nuit). Lavez consciencieusement vos mains puis appliquez cette huile sur vos cuticules et vos ongles. Massez le bout des doigts puis essuyez avec un linge humide si nécessaire pour enlever l'excès d'huile.

PRÉCAUTIONS

Ne pas exposer ses mains à la lumière du soleil après application de l'huile essentielle de citron.

Pour encore plus de sécurité, veillez à lire attentivement les précautions générales et les règles d'hygiène, ainsi que les précautions particulières de chaque ingrédient et actif, à la fois dans la première partie de ce livre et en vous conformant aux directives du fabricant. Notez que les femmes enceintes et allaitantes peuvent utiliser toutes les recettes décrites dans cet ouvrage à condition de ne pas inclure les huiles essentielles dans la préparation (nous préconisons le principe de précaution maximal).

POUR ALLER PLUS LOIN, AJOUTEZ…

✓ **De l'urée et du sel d'Epsom** pour leurs propriétés exfoliantes, apaisantes et kératolytiques : broyez 2 g de sel d'Epsom et 1 g d'urée dans un petit bol. Déposez un peu de cette poudre sur vos ongles puis humectez avec quelques millilitres de votre huile pour les ongles et les cuticules. Massez délicatement vos ongles en effectuant de petits mouvements circulaires, puis rincez et séchez.

CONSEILS ET ASTUCES

Cette recette d'huile pour les ongles et les cuticules est également idéale pour renforcer et fortifier les cils. **ATTENTION**, dans ce cas il est indispensable de ne pas inclure l'huile essentielle de citron dans la préparation. Pour l'utiliser, trempez une brosse à mascara dans votre préparation puis apposez la synergie sur vos cils comme vous le feriez avec du mascara.

Hygiène

Nous vous proposons dans ce chapitre les formules (recettes) de base, idéales et universelles, pour réaliser tous vos produits d'hygiène (gels douche, savons, dentifrices, déodorants…). Chaque recette détaille de manière simple et précise le mode opératoire ainsi que la liste des ingrédients à utiliser en fonction de votre type de peau et de vos besoins. Ce chapitre vous donne également les clés pour aller encore plus loin et réaliser vos propres recettes.

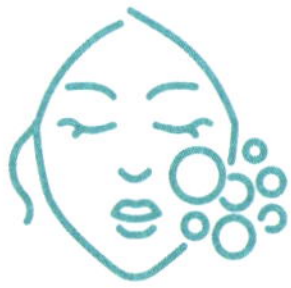

GEL NETTOYANT DOUX À RINCER POUR LE VISAGE

Afin de conserver une belle peau, il est primordial de nettoyer tout en douceur la peau du visage, de la débarrasser des impuretés et de lui permettre de bien respirer afin de pouvoir profiter au mieux des soins et des crèmes. Un nettoyant trop agressif aura tendance à faire réagir la peau, voire d'accélérer la production de sébum, produisant ainsi une sensation de peau grasse. Les bases lavantes neutres et les bases moussantes sont des tensioactifs d'origine naturelle, respectueuses des peaux délicates. Combinées à un hydrolat, une huile végétale et de la glycérine, la préparation obtenue nettoie, hydrate et adoucit la peau.

Notre formulation idéale pour réaliser 250 ml de nettoyant pour visage

Base lavante neutre	**20 ml**
Base moussante végétale	**10 ml**
Hydrolat	**90 ml**
Eau stérilisée	**50 ml**
Glycérine	**30 ml**
Huile végétale	**40 ml**
Isocide	**50 gouttes**
Gomme xanthane	**2,5 g**
Vitamine E	**20 gouttes**

Conservation
3 mois après fabrication.

Durée et difficulté
45 minutes.
Facile.

PRÉPARATION

Versez dans un grand bol la base moussante, la base lavante neutre, l'hydrolat, la glycérine et l'eau stérilisée.

Mélangez à l'aide d'une fourchette ou d'un fouet sans faire mousser.

Saupoudrez la gomme xanthane puis mélangez énergiquement une minute (il est normal que des grumeaux se forment, ils vont disparaître une fois l'hydratation de la gomme terminée).

Mélangez à nouveau toutes les 15 à 20 minutes jusqu'à ce que tous les grumeaux aient totalement disparu (l'hydratation complète prend environ 45 minutes).

Rajoutez enfin l'huile végétale, la vitamine E et l'isocide. Remuez délicatement afin de bien mélanger les derniers ingrédients puis transvasez le mélange dans un flacon vide.

C'est prêt !

UTILISATION

Pour le nettoyage du visage, matin et soir, puis rincez à l'eau claire.

Selon vos besoins !

Voici la liste des ingrédients que nous vous recommandons en fonction de votre type de peau. Nous avons parfois sélectionné plusieurs ingrédients dont les propriétés sont efficaces et adaptées à votre besoin.

Votre peau est…	Huile végétale	Hydrolat
Sèche	**Chanvre** Nourrissante au toucher sec **Avocat** Hydratante et régénérante	**Bleuet** Apaisant et rafraîchissant
Normale	**Noyaux d'abricots** Adoucissante et assouplissante **Macadamia** Adoucissante et hydratante	**Fleur d'oranger** Régénérant et apaisant
Mixte à grasse	**Jojoba** Régulatrice et pénétrante **Carotte** Antioxydante et assouplissante	**Lavande** Purifiant et astringent
Sensible	**Macadamia** Adoucissante et hydratante **Amande douce** Douce et protectrice	**Bleuet** Apaisant et rafraîchissant
Mature	**Argan** Anti-âge et protectrice **Onagre** Anti-âge et protectrice	**Rose** Tonifiant et antirides
À problèmes	**Noisette** Régulatrice et pénétrante **Jojoba** Régulatrice et pénétrante	**Lavande** Purifiant et astringent
Terne	**Carotte** Illuminatrice et assouplissante **Rose musquée** Anti-âge et émolliente	**Fleur d'oranger** Régénérant et apaisant

Pour plus d'informations concernant les propriétés des ingrédients que vous choisirez dans votre recette, n'oubliez pas de vous référer à la première partie de ce livre.

PRÉCAUTIONS

Pour encore plus de sécurité, veillez à lire attentivement les précautions générales et les règles d'hygiène, ainsi que les précautions particulières de chaque ingrédient et actif, à la fois dans la première partie de ce livre et en vous conformant aux directives du fabricant. Notez que les femmes enceintes et allaitantes peuvent utiliser toutes les recettes décrites dans cet ouvrage à condition de ne pas inclure les huiles essentielles dans la préparation (nous préconisons le principe de précaution maximal).

POUR ALLER PLUS LOIN, AJOUTEZ…

✓ **De la poudre de noyaux d'olives, de pépins de fraises ou de coques de noix** pour leurs propriétés exfoliantes : ajoutez 20 g de poudre exfoliante en fin de préparation. Vous obtenez ainsi un nettoyant exfoliant pour le visage à utiliser au maximum deux fois par semaine.

CONSEILS ET ASTUCES

Si vous souhaitez modifier la consistance de votre gel, il est possible d'ajouter un peu plus de gomme xanthane pour épaissir la texture (jusqu'à 5 g) ou de diminuer la quantité si vous préférez une texture plus fluide, voire biphasée. Le plus important est de bien laisser la gomme xanthane s'hydrater au moins 45 minutes afin de pouvoir évaluer la consistance exacte de la préparation lorsqu'il n'y a plus de grumeaux.

Si vous ne disposez pas d'une balance permettant de peser avec une précision de 0,1 g, reportez-vous au chapitre « Poids et mesures » en fin d'ouvrage, nous y avons rédigé un tableau de correspondance avec des cuillères doseuses.

Conservation
3 mois après fabrication.

Durée et difficulté
15 minutes.
Ultra-facile.

GEL DOUCHE AUX HUILES ESSENTIELLES

Cette recette de gel douche est respectueuse du pH cutané. Elle lave efficacement tout en adoucissant la peau, la laissant délicatement parfumée. La base lavante neutre est un tensioactif adapté pour le nettoyage, tandis que la base moussante est un tensioactif d'origine végétale qui va accroître le pouvoir moussant de ce gel douche.
Nous vous proposons ici une formule idéale, simple et efficace, particulièrement facile à réaliser, que vous pourrez décliner en fonction de vos besoins.

Notre formulation idéale pour réaliser 250 ml de gel douche

Base lavante neutre	**230 ml**
Base moussante végétale	**15 ml**
Huile végétale	**5 ml**
Huile essentielle	**25 gouttes**
Vitamine E	**2 gouttes**

PRÉPARATION

Versez dans un récipient la base lavante neutre, ajoutez l'huile essentielle, puis l'huile végétale et, enfin, la vitamine E.

Mélangez sans produire trop de mousse.

Ajoutez en dernier la base moussante.

Remuez délicatement à nouveau de façon à bien mélanger les ingrédients sans produire trop de mousse.

Transvasez le mélange dans un flacon vide.
C'est prêt !

UTILISATION

Gel douche pour le corps.

Selon vos besoins !

Voici la liste des ingrédients que nous vous recommandons en fonction de votre type de peau. Nous avons parfois sélectionné plusieurs ingrédients dont les propriétés sont efficaces et adaptées à votre besoin.

Votre peau est…	Huile végétale	Huile essentielle
Sèche	**Avocat** Hydratante et régénérante **Macadamia** Adoucissante et hydratante	**Ylang-ylang** Régulatrice et régénérante **Bois de rose** Régénérante et raffermissante
Normale	**Noyaux d'abricots** Adoucissante et assouplissante **Amande douce** Douce et protectrice	**Petit grain** Régénérante et régulatrice **Géranium Bourbon** Tonique et cicatrisante
Mixte à grasse	**Jojoba** Régulatrice et pénétrante **Noisette** Régulatrice et pénétrante	**Romarin à cinéole** Tonique et purifiante ***Tea tree*** Purifiante et réparatrice
Sensible	**Carthame** Réparatrice et nourrissante **Avocat** Hydratante et régénérante	**Lavande vraie** Régénérante et cicatrisante **Bois de rose** Régénérante et raffermissante
Mature	**Rose musquée** Anti-âge et émolliente **Onagre** anti-âge et protectrice	**Carotte** Éclaircissante et régénérante **Ylang-ylang** Régulatrice et régénérante

Pour plus d'informations concernant les propriétés des ingrédients que vous choisirez dans votre recette, n'oubliez pas de vous référer à la première partie de ce livre.

PRÉCAUTIONS

Pour encore plus de sécurité, veillez à lire attentivement les précautions générales et les règles d'hygiène, ainsi que les précautions particulières de chaque ingrédient et actif, à la fois dans la première partie de ce livre et en vous conformant aux directives du fabricant. Notez que les femmes enceintes et allaitantes peuvent utiliser toutes les recettes décrites dans cet ouvrage à condition de ne pas inclure les huiles essentielles dans la préparation (nous préconisons le principe de précaution maximal).

POUR ALLER PLUS LOIN, AJOUTEZ...

✓ **De la poudre de noyaux d'olives, de pépins de fraises ou de coques de noix** pour leurs vertus exfoliantes : ajoutez 20 g en fin de préparation. Vous obtenez ainsi un gel douche exfoliant à utiliser au maximum deux fois par semaine.

CONSEILS ET ASTUCES

Il est important d'hydrater ou de nourrir la peau de tout le corps une à deux fois par semaine, voire quotidiennement, en fonction de votre type de peau. Après la douche, l'application d'une crème hydratante ou nourrissante peut rendre l'habillage compliqué. Pour pallier ce problème, vous pouvez réaliser un gommage nourrissant dans le bain ou la douche et le rincer par la suite. Votre peau sera alors recouverte d'un film hydratant et protecteur non gras après rinçage.

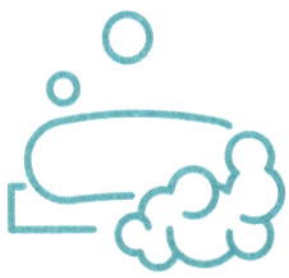

Conservation
6 mois après fabrication.

Durée et difficulté
15 minutes.
Ultra-facile.

SAVON DOUX À LA GLYCÉRINE

Quel que soit votre type de peau, un savon ne doit pas être trop détergent ni agressif pour l'épiderme (au risque de dessécher la peau dans un premier temps puis de la faire graisser plus rapidement).
L'ingrédient principal de cette recette est le melt and pour. Il s'agit d'une base de savon glycérinée naturelle et douce. Combinée avec des protéines de riz et des huiles végétales, cette recette permet un nettoyage en douceur tout en préservant votre peau. Les huiles essentielles seront choisies pour répondre à un besoin ou simplement pour leur parfum. Laissez libre cours à votre imagination pour créer vos savons personnalisés !
Nous vous proposons ici une formule idéale, simple et efficace, particulièrement facile à réaliser, que vous pourrez décliner en fonction de vos besoins.

Notre formulation idéale pour réaliser 100 g de pain de savon

Melt and pour	**100 g**
Huile végétale	**5 ml**
Huile essentielle	**25 gouttes**
Protéines de riz	**2,5 ml**

PRÉPARATION

Dans un bol, faites fondre au bain-marie à feu doux la base de savon melt and pour.

Une fois le savon liquéfié, retirez le bol du feu puis ajoutez l'ensemble des ingrédients.

Mélangez délicatement afin d'obtenir une préparation bien homogène.

Coulez ensuite votre préparation dans le moule de votre choix (attention, pensez à la facilité de démoulage).

Laissez durcir votre savon environ deux heures avant de le démouler, puis laissez-le sécher pendant 24 heures avant utilisation.

UTILISATION

Savon pour le corps.

Selon vos besoins !

Voici la liste des ingrédients que nous vous recommandons en fonction de votre type de peau. Nous avons parfois sélectionné plusieurs ingrédients dont les propriétés sont efficaces et adaptées à votre besoin.

Votre peau est…	Huile végétale	Huile essentielle
Sèche	**Karité** Nourrissant et protecteur **Ricin** Purifiante et éclaircissante	**Carotte** Éclaircissante et régénérante **Bois de rose** Régénérante et raffermissante
Normale	**Macadamia** Adoucissante et hydratante **Coco** Ultranourrissante et apaisante	**Petit grain** Régénérante et régulatrice **Géranium Bourbon** Tonique et cicatrisante
Mixte à grasse	**Carotte** Antioxydante et assouplissante **Chanvre** Nourrissante au toucher sec	**Lavande vraie** Régénérante et cicatrisante ***Tea tree*** Purifiante et réparatrice
Sensible	**Amande douce** Douce et protectrice **Avocat** Hydratante et régénérante	**Lavande vraie** Régénérante et cicatrisante **Bois de rose** Régénérante et raffermissante
Mature	**Argan** Anti-âge et protectrice **Onagre** Anti-âge et protectrice	**Bois de rose** Régénérante et raffermissante **Géranium Bourbon** Tonique et cicatrisante

Pour plus d'informations concernant les propriétés des ingrédients que vous choisirez dans votre recette, n'oubliez pas de vous référer à la première partie de ce livre.

PRÉCAUTIONS

Utilisation déconseillée aux enfants de moins de 3 ans. Utilisation déconseillée aux enfants de moins de 8 ans si vous utilisez des huiles essentielles (remplacez-les, dans ce cas, par des arômes alimentaires).
Pour encore plus de sécurité, veillez à lire attentivement les précautions générales et les règles d'hygiène, ainsi que les précautions particulières de chaque ingrédient et actif, à la fois dans la première partie de ce livre et en vous conformant aux directives du fabricant. Notez que les femmes enceintes et allaitantes peuvent utiliser toutes les recettes décrites dans cet ouvrage à condition de ne pas inclure les huiles essentielles dans la préparation (nous préconisons le principe de précaution maximal).

POUR ALLER PLUS LOIN, AJOUTEZ...

✓ **De l'argile (blanche, verte ou rhassoul)** pour ses propriétés absorbantes et purifiantes : ajoutez 5 g d'argile lorsque la base de melt and pour est encore dans le bain-marie. Attention, le savon se solidifie ensuite plus vite, il est donc important de le couler rapidement.

✓ **De la poudre de noyaux d'olives, de pépins de fraises ou de coques de noix** pour leurs propriétés exfoliantes : ajoutez 10 g de poudre exfoliante lorsque la base de melt and pour est encore dans le bain-marie. Vous obtenez ainsi un savon exfoliant à utiliser au maximum deux fois par semaine.

CONSEILS ET ASTUCES

Ces savons sont personnalisables à souhait ! Vous pouvez y ajouter, à votre guise, des pétales de fleurs en décoration, du cacao ou du miel pour des savons gourmands, des arômes ou des colorants alimentaires.

Conservation
1 mois après fabrication.

Durée et difficulté
45 minutes.
Facile.

DENTIFRICE ULTRAFRAIS

INGRÉDIENT CLÉ : menthe poivrée. Réalisez très simplement un dentifrice maison 100 % naturel. D'une parfaite texture, découvrez notre recette reminéralisante pour l'émail, rafraîchissante pour l'haleine (grâce à l'huile essentielle et à l'hydrolat de menthe poivrée), cicatrisante et extrêmement douce pour les gencives. Maîtrisez tous les ingrédients qui composent votre préparation : le bicarbonate de soude est réputé pour blanchir les dents, l'argile blanche est purifiante et cicatrisante, le carbonate de calcium participe au nettoyage mécanique des dents et, pour finir, la gomme xanthane d'origine naturelle offre une texture onctueuse à votre préparation.

Notre formulation idéale pour réaliser 50 ml de dentifrice

Argile blanche	**15 g**
Carbonate de calcium	**50 g**
Bicarbonate de soude	**2 g**
Hydrolat de menthe poivrée	**35 ml**
Glycérine végétale	**10 ml**
Huile essentielle de menthe poivrée	**10 gouttes**
Gomme xanthane	**0,3 g**

PRÉPARATION

Commencez par verser dans un premier bol l'hydrolat de menthe poivrée.

Saupoudrez avec la gomme xanthane, mélangez énergiquement une minute avec un fouet ou une fourchette. Il est normal que des grumeaux se forment, ils vont disparaître une fois l'hydratation de la gomme terminée.

Laissez la gomme xanthane s'hydrater durant 30 minutes, puis mélangez énergiquement une minute à nouveau. S'il reste des grumeaux, répétez une fois de plus ce cycle en attendant 30 minutes à nouveau.

Dans un second bol, versez l'ensemble des poudres (argile, carbonate de calcium, bicarbonate de soude).

Ajoutez en une fois le gel contenu dans le premier bol, la glycérine et l'huile essentielle de menthe poivrée.

Mélangez à l'aide d'un instrument en verre ou en bois, ou avec une spatule en silicone (l'utilisation de métal est déconseillée pour mélanger les argiles), jusqu'à obtention d'une pâte parfaitement homogène.

Transférez dans un flacon airless de 50 ml. C'est prêt !

UTILISATION

S'utilise comme un dentifrice normal. Recracher puis se rincer la bouche après utilisation. Veillez à bien refermer le flacon avec son capuchon afin que votre dentifrice ne sèche pas.

PRÉCAUTIONS

Pour encore plus de sécurité, veillez à lire attentivement les précautions générales et les règles d'hygiène, ainsi que les précautions particulières de chaque ingrédient et actif, à la fois dans la première partie de ce livre et en vous conformant aux directives du fabricant. Notez que les femmes enceintes et allaitantes peuvent utiliser toutes les recettes décrites dans cet ouvrage à condition de ne pas inclure les huiles essentielles dans la préparation (nous préconisons le principe de précaution maximal).

POUR ALLER PLUS LOIN, AJOUTEZ...

✓ **De l'huile essentielle de citron** pour son effet « haleine fraîche » et ses vertus antiseptiques : pour ceux qui préfèrent, vous pouvez remplacer les 10 gouttes d'huile essentielle de menthe poivrée par 6 gouttes de menthe poivrée et 4 gouttes d'huile essentielle de citron.

CONSEILS ET ASTUCES

Les huiles essentielles se révèlent être de précieuses alliées pour l'hygiène bucco-dentaire. Pour une haleine fraîche, misez sur l'huile essentielle de citron. Vous pouvez en ajouter une goutte à votre dose de dentifrice une à deux fois par semaine au maximum. Pour réaliser un bain de bouche purifiant, mélangez 4 gouttes d'huile essentielle de citron avec 10 gouttes d'huile végétale de votre choix dans 3 cuillères à soupe d'eau. Vous avez régulièrement des infections buccales (gingivites, aphtes) ? Utilisez l'huile essentielle de tea tree (à la place du citron) qui, en plus, aide à blanchir les dents (au maximum une fois par semaine).

Si vous ne disposez pas d'une balance permettant de peser avec une précision de 0,1 g, reportez-vous au chapitre « Poids et mesures » en fin d'ouvrage, nous y avons rédigé un tableau de correspondance avec des cuillères doseuses.

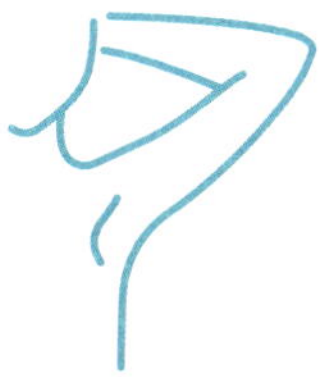

Conservation
3 mois après fabrication.

Durée et difficulté
20 minutes.
Facile.

DÉODORANT 100 % NATUREL

Vous souhaitez un déodorant sans alcool, sans sel d'aluminium ni produits chimiques ? Voici notre recette de déodorant crème 100 % naturel ! Bien qu'extrêmement doux et adapté aux peaux les plus sensibles, son efficacité est exceptionnelle et vous offre une protection longue durée. L'huile essentielle de palmarosa est la meilleure huile essentielle contre la transpiration et les odeurs. C'est un déodorant à elle seule (elle régule la transpiration et possède des propriétés antibactériennes très puissantes). Son odeur est en plus délicieuse, fraîche et légèrement herbacée. L'huile de coco et la cire d'abeille sont à la fois adoucissantes, protectrices et antibactériennes.

Notre formulation idéale pour réaliser 50 ml de déodorant

Huile végétale coco	**43 ml**
Cire d'abeille	**4,5 g**
Huile essentielle de palmarosa	**20 gouttes**
Bicarbonate de soude	**30 g**
Vitamine E	**5 gouttes**
Maïzena (fécule de maïs)	**16 g**

PRÉPARATION

Placez si besoin votre bouteille d'huile de coco (bien fermée) sous un filet d'eau bien chaude (une ou deux minutes) afin que l'huile fonde et qu'il soit plus facile de prélever la bonne quantité.

Faites frémir de l'eau dans une casserole. Placez un bol au bain-marie puis faites-y fondre 4,5 g de cire d'abeille (6 g en été si votre salle de bain est assez chaude).

Ajoutez ensuite 43 ml (40 g) d'huile végétale de coco.

Une fois que l'ensemble a fondu, retirez le bol du bain-marie puis ajoutez le bicarbonate de soude et la maïzena. Mélangez bien.

Ajoutez pour finir l'huile essentielle de palmarosa et la vitamine E. Mélangez à nouveau.

Transférez votre préparation dans un pot de 50 ml. C'est prêt !

UTILISATION

Déposez une noisette de votre préparation sur le bout des doigts puis étalez sous les aisselles lavées et séchées. Attendez quelques instants que la crème pénètre, elle ne laisse ensuite aucun film gras.

PRÉCAUTIONS

Pour encore plus de sécurité, veillez à lire attentivement les précautions générales et les règles d'hygiène, ainsi que les précautions particulières de chaque ingrédient et actif, à la fois dans la première partie de ce livre et en vous conformant aux directives du fabricant. Notez que les femmes enceintes et allaitantes peuvent utiliser toutes les recettes décrites dans cet ouvrage à condition de ne pas inclure les huiles essentielles dans la préparation (nous préconisons le principe de précaution maximal).

POUR ALLER PLUS LOIN, AJOUTEZ...

✓ **De l'huile essentielle de menthe poivrée** pour son action rafraîchissante :
4 gouttes maximum pour 50 ml de déodorant, à ajouter en fin de préparation.

✓ **De l'huile essentielle de sauge sclarée** pour ajouter un actif supplémentaire en cas de transpiration excessive : 4 gouttes maximum pour 50 ml de déodorant, à ajouter en fin de préparation.

CONSEILS ET ASTUCES

Il existe différents types de produits pour lutter contre la transpiration. Il est important de bien différencier trois notions : le déodorant est simplement un terme générique qui signifie « supprime les odeurs ». Il contient généralement un composé parfumé et des antibactériens, mais il ne régule pas la transpiration. L'antitranspirant, lui, agit contre la transpiration excessive. Pour finir, l'antiperspirant va empêcher les glandes sudoripares de produire non seulement la transpiration, mais aussi la sueur. Certains antiperspirants et antitranspirants sont sujets à polémique, car les agents qu'ils contiennent peuvent être potentiellement problématiques, comme les sels d'aluminium.

Si vous ne disposez pas d'une balance permettant de peser avec une précision de 0,1 g, reportez-vous au chapitre « Poids et mesures » en fin d'ouvrage, nous y avons rédigé un tableau de correspondance avec des cuillères doseuses.

Conservation
3 mois après fabrication.

Durée et difficulté
15 minutes.
Ultra-facile.

LIQUIDE VAISSELLE NATUREL

Réalisez un liquide vaisselle respectueux de l'environnement et de la nature. L'huile essentielle de tea tree est un antiseptique et un antibactérien à large spectre, elle désinfecte en profondeur.
Les cristaux de soude associés au vinaigre blanc, à la base lavante neutre et au bicarbonate de soude nettoient, dégraissent et agissent en plus contre le calcaire.
Nous vous proposons ici une formule idéale, simple et efficace, particulièrement facile à réaliser, que vous pourrez décliner en fonction de vos besoins.

Notre formulation idéale pour réaliser 500 ml de liquide vaisselle

- Bicarbonate de soude .... **10 g**
- Vinaigre blanc .... **30 ml**
- Cristaux de soude .... **10 g**
- Base lavante .... **70 ml**
- Huile essentielle de *tea tree* .... **40 gouttes**
- Eau .... **380 ml**

PRÉPARATION

Versez dans un récipient la base lavante puis ajoutez l'eau progressivement tout en mélangeant.

Ajoutez ensuite le bicarbonate de soude et le vinaigre blanc. Mélangez à nouveau.

Ajoutez enfin les cristaux de soude.

Lorsque le mélange est homogène et que les cristaux de soude ont fondu, ajoutez l'huile essentielle puis mélangez énergiquement.

Transférez dans un flacon de 500 ml. Secouez le flacon pour vous assurer d'un mélange parfait. C'est prêt !

UTILISATION

À utiliser pour faire la vaisselle...
Secouez avant chaque utilisation.

PRÉCAUTIONS

Pour encore plus de sécurité, veillez à lire attentivement les précautions générales et les règles d'hygiène, ainsi que les précautions particulières de chaque ingrédient et actif, à la fois dans la première partie de ce livre et en vous conformant aux directives du fabricant.

POUR ALLER PLUS LOIN, AJOUTEZ…

✓ **De l'huile essentielle de citron** pour son odeur rafraîchissante et ses propriétés antiseptiques : remplacez 20 gouttes d'huile essentielle de tea tree par 20 gouttes d'huile essentielle de citron, soit 20 gouttes de tea tree et 20 gouttes de citron.

CONSEILS ET ASTUCES

Vous trouverez des cristaux de soude et du vinaigre blanc dans n'importe quelle droguerie ou en supermarché. Attention lors de l'utilisation des cristaux de soude, ceux-ci peuvent être irritants : il est important de porter des gants lors de leur manipulation.

Plaisir

Nous vous proposons dans ce chapitre quelques formules (recettes) de base, idéales et universelles, pour réaliser des produits destinés à votre bien-être (bombes de bain, huiles de massage, brumes rafraîchissantes…). Chaque recette détaille de manière simple et précise le mode opératoire ainsi que la liste des ingrédients à utiliser en fonction de votre type de peau et de vos besoins. Ce chapitre vous donne également les clés pour aller encore plus loin et réaliser vos propres recettes.

Conservation
1 mois après fabrication.

Durée et difficulté
25 minutes.
Moyennement facile.

BOMBES DE BAIN EFFERVESCENTES

Agrémentez vos bains et créez une atmosphère de plaisir et de détente tout en prenant soin de votre peau. L'effet effervescent provient de la combinaison de l'acide citrique et du bicarbonate de soude, et permet de dissoudre rapidement tous les ingrédients actifs dans l'eau. Le sel d'Epsom va détoxifier la peau, aider à la reminéralisation et soulager les muscles douloureux. Les huiles végétales présentes dans cette recette vont se déposer sur la peau encore humide lors de la sortie du bain, lui apportant ainsi beaucoup de douceur. Vous pouvez choisir dans notre tableau les huiles essentielles en fonction de vos besoins.

Notre formulation idéale pour réaliser 200 g de bombe de bain

Bicarbonate de soude	**100 g**
Acide citrique	**50 g**
Maïzena	**50 g**
Sel d'Epsom	**25 g**
Huile végétale	**14 ml**
Huile essentielle 1	**6 gouttes**
Huile essentielle 2	**6 gouttes**
Eau	**6 ml si moule**
	12 ml si formé à la main

PRÉPARATION

Versez dans un saladier le bicarbonate de soude, l'acide citrique, la maïzena et le sel d'Epsom. Mélangez les poudres entre elles, puis ajoutez l'huile végétale et les huiles essentielles.Mélangez longuement en écrasant finement les grumeaux afin d'homogénéiser parfaitement la dispersion des huiles. Versez ensuite l'eau dans la préparation puis mélangez immédiatement et énergiquement afin de stopper la réaction effervescente.

Pour créer ensuite vos bombes de bain, vous pouvez soit les mouler à la main, soit à l'aide d'un moule : 6 ml d'eau seront suffisants si vous décidez de mouler vos bombes de bain avec un moule (par exemple moules à muffins en silicone ou moules spécifiques en forme de boule) ; 12 ml d'eau seront nécessaires si vous préférez former vos bombes de bain « à la main » à la façon d'une boule de neige (la préparation ayant alors besoin d'être plus collante).

Si vous utilisez un moule, laissez sécher 5 heures, démoulez puis laissez sécher à l'air libre 24 heures. Sans moule, laissez sécher à l'air libre 24 heures. Préparez ainsi des formes et des tailles différentes au gré de vos envies. C'est prêt !

UTILISATION

Déposez dans votre bain, laissez fondre et savourez...

Selon vos besoins !

Voici la liste des ingrédients que nous vous recommandons en fonction de votre type de peau. Nous avons parfois sélectionné plusieurs ingrédients dont les propriétés sont efficaces et adaptées à votre besoin.

Pour un effet…	Huile végétale	Choisissez deux huiles essentielles parmi
Relaxant	**Macadamia** Adoucissante et hydratante	**Lavande vraie** **Marjolaine à coquilles*** **Petit grain** **Mandarine*** (HE photosensibilisante) **Litsée citronnée***
Sensuel	**Noyaux d'abricots** Adoucissante et assouplissante	**Encens*** **Ylang-ylang** **Patchouli*** **Gingembre***
Énergisant	**Carthame** Réparatrice et nourrissante	**Citron** (HE photosensibilisante) **Ravintsara*** **Pamplemousse*** (HE photosensibilisante) **Laurier noble***
Rafraîchissant	**Jojoba** Régulatrice et pénétrante	**Ravintsara*** **Eucalyptus radié*** **Citron** (HE photosensibilisante) **Cyprès toujours vert*** **Thym à linalol***
Exotique	**Coco** Ultranourrissante et apaisante	**Citron** (HE photosensibilisante) **Carotte**
Notes d'agrumes	**Noyaux d'abricots** Adoucissante et assouplissante	**Orange douce*** (HE photosensibilisante) **Mandarine*** (HE photosensibilisante) **Petit grain** **Citron** (HE photosensibilisante) **Pamplemousse*** (HE photosensibilisante)
Fleuri	**Rose musquée** Anti-âge et émolliente	**Bois de rose** **Géranium Bourbon**
Pour homme	**Chanvre** Nourrissante au toucher sec	**Pin sylvestre*** **Cyprès toujours vert*** **Eucalyptus radié*** **Palmarosa** **Niaouli***
Musculaire	**Arnica*** Apaisant musculaire	**Gaulthérie couchée*** **Citronnelle de Java*** **Eucalyptus citronné*** **Genévrier commun**** **Romarin à camphre****

Pour plus d'informations concernant les propriétés des ingrédients que vous choisirez dans votre recette, n'oubliez pas de vous référer à la première partie de ce livre.

*Ces huiles essentielles et huiles végétales sont proposées ici pour leur parfum et leurs propriétés « bien-être » (elles ne sont pas détaillées dans la première partie de ce livre). Pour les huiles essentielles, vous pouvez en associer deux afin d'obtenir un parfum délicieux.

**** Huiles essentielles très efficaces mais nécessitant des précautions particulières.**
Ne pas utiliser chez les enfants de moins de 12 ans, ni chez les personnes âgées, épileptiques, hypertendues, allergiques, asthmatiques, ayant des antécédents de cancer hormonodépendant, ou des maladies hépatiques ou rénales. Toujours tester une goutte de ces huiles essentielles (diluée dans cinq gouttes d'huile végétale) dans le pli du coude 48 heures avant utilisation dans cette recette.

PRÉCAUTIONS

Pour encore plus de sécurité, veillez à lire attentivement les précautions générales et les règles d'hygiène, ainsi que les précautions particulières de chaque ingrédient et actif, à la fois dans la première partie de ce livre et en vous conformant aux directives du fabricant. Notez que les femmes enceintes et allaitantes peuvent utiliser toutes les recettes décrites dans cet ouvrage à condition de ne pas inclure les huiles essentielles dans la préparation (nous préconisons le principe de précaution maximal).

POUR ALLER PLUS LOIN, AJOUTEZ…

✓ **Des colorants et arômes alimentaires : caramel, nougat, cacao…** À ajouter en fin de préparation, puis mélangez immédiatement.

✓ **Des pétales de fleurs** pour embellir et décorer vos bombes de bain : de la lavande, des petits pétales de rose… À ajouter en toute fin de préparation, avant de former la boule, ou après moulage pour décorer le dessus de vos bombes de bain.

CONSEILS ET ASTUCES

Pour les enfants à partir de 3 ans (bombes de bain sans huiles essentielles obligatoirement), vous pouvez réaliser de petites bombes de bain originales, au visuel gourmand ou amusant. Vous pouvez créer, par exemple, plusieurs couches colorées distinctes avec différents colorants alimentaires. Afin d'obtenir cet effet, divisez votre préparation en deux ou trois juste avant d'y ajouter les colorants, puis procédez au moulage en réalisant des couches avec les différentes couleurs.

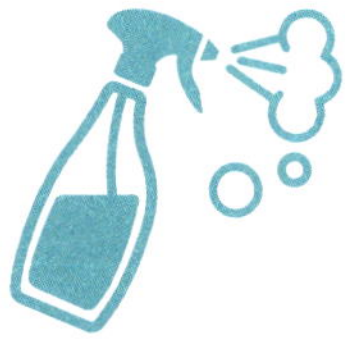

Conservation
3 mois après fabrication.

Durée et difficulté
15 minutes.
Ultra-facile.

BRUME RAFRAÎCHISSANTE POUR LE CORPS

En cas de canicule ou de forte chaleur, cette brume va rafraîchir instantanément votre peau tout en laissant un délicat et léger parfum sur votre corps… Combinée à l'hydrolat, la glycérine hydrate et laisse votre peau souple, douce et lisse.
Nous vous proposons ici une formule idéale, simple et efficace, particulièrement facile à réaliser, que vous pourrez décliner en fonction de vos besoins.

Notre formulation idéale pour réaliser 100 ml de brume pour le corps

Glycérine	**10 ml**
Disper	**60 gouttes**
Huile essentielle	**10 gouttes**
Hydrolat	**45 ml**
Eau stérilisée	**45 ml**
Isocide (ou EPP)	**24 gouttes**

PRÉPARATION

Versez dans un flacon équipé d'un vaporisateur, la glycérine, l'hydrolat, l'eau stérilisée et l'isocide (ou l'EPP).

Dans un petit récipient à part, mélangez correctement le disper et l'huile essentielle, puis versez ce mélange dans le flacon contenant le reste des ingrédients.

Secouez énergiquement afin de bien mélanger les éléments (la glycérine doit être correctement mélangée avec l'hydrolat et l'eau stérilisée).

Laissez reposer quelques minutes : c'est prêt !

UTILISATION

Peut s'utiliser sur le corps et le visage (à condition de ne pas ajouter d'huiles essentielles). Il n'est pas utile de rincer.

Selon vos besoins !

Voici la liste des ingrédients que nous vous recommandons en fonction de votre type de peau. Nous avons parfois sélectionné plusieurs ingrédients dont les propriétés sont efficaces et adaptées à votre besoin.

Pour un effet…	Hydrolat	Huile essentielle
Apaisant	**Bleuet** Apaisant et rafraîchissant **Fleur d'oranger** Régénérant et apaisant	**Lavande vraie ou petit grain**
Tonifiant	**Rose** Tonifiant et antirides **Lavande** Purifiant et astringent	**Citron ou menthe poivrée** (seulement 4 gouttes d'huile essentielle de menthe poivrée pour 100 ml)
Purifiant	**Sauge** Purifiant et équilibrant **Menthe poivrée** Tonifiant et rafraîchissant	**Lavande vraie, romarin à cinéole, citron ou *tea tree***
Fleuri	**Fleur d'oranger** Régénérant et apaisant **Rose** Tonifiant et antirides	**Bois de rose ou géranium Bourbon**
Qui sent bon les vacances	**Fleur d'oranger** Régénérant et apaisant	**Citron, ylang-ylang ou carotte**

Pour plus d'informations concernant les propriétés des ingrédients que vous choisirez dans votre recette, n'oubliez pas de vous référer à la première partie de ce livre.

PRÉCAUTIONS

Pour encore plus de sécurité, veillez à lire attentivement les précautions générales et les règles d'hygiène, ainsi que les précautions particulières de chaque ingrédient et actif, à la fois dans la première partie de ce livre et en vous conformant aux directives du fabricant. Notez que les femmes enceintes et allaitantes peuvent utiliser toutes les recettes décrites dans cet ouvrage à condition de ne pas inclure les huiles essentielles dans la préparation (nous préconisons le principe de précaution maximal).

POUR ALLER PLUS LOIN, AJOUTEZ…

✓ **Du jus d'aloe vera** pour ses vertus apaisantes, régénérantes et émollientes : remplacez 20 ml d'eau par 20 ml de jus d'aloe vera.

CONSEILS ET ASTUCES

L'odeur raffinée de cette brume pour le corps tient moins longtemps sur la peau qu'un parfum. Toutefois, vous pouvez en mettre plusieurs fois par jour. Elle peut aussi être appliquée sur les cheveux qui seront ainsi rafraîchis et hydratés. Évitez d'en mettre sur votre visage si vous y ajoutez des huiles essentielles. Celles-ci pourraient irriter vos yeux. Pour le visage, référez-vous également à la recette de la lotion tonique visage.

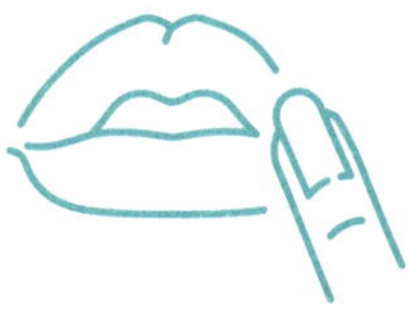

Conservation
3 mois après fabrication.

Durée et difficulté
20 minutes.
Facile.

BAUME EXFOLIANT POUR LES LÈVRES

Ce soin exfoliant va vous permettre de débarrasser vos lèvres des petites peaux mortes leur donnant un aspect sec ou inesthétique. Purifiées et adoucies, vos lèvres vont retrouver toute leur souplesse et leur beauté. Associée à l'huile végétale de votre choix, l'huile de coco les apaise et les protège de la déshydratation. Le sucre blanc va exfolier délicatement et éliminer les petites impuretés. Nous vous proposons ici une formule idéale, simple et efficace, particulièrement facile à réaliser, que vous pourrez décliner en fonction de vos besoins.

Notre formulation idéale pour réaliser 5 g d'exfoliant pour les lèvres

Huile de coco	**2 g**
Huile végétale	**1 g**
Sucre blanc	**3 g**
Cire d'abeille	**0,8 g**
Huile essentielle	**1 goutte**
Vitamine E	**1 goutte**

PRÉPARATION

Faites fondre au bain-marie la cire d'abeille avec les deux huiles végétales.

Retirez ensuite le bol du bain-marie et ajoutez le sucre blanc, la vitamine E et l'huile essentielle.

Remuez jusqu'à obtention d'un mélange bien homogène.

Transférez dans un pot.

Laissez refroidir quelques heures. C'est prêt !

UTILISATION

Une à deux fois par semaine. Frottez délicatement vos lèvres avec l'exfoliant avant de les rincer à l'eau et de les hydrater.

Selon vos besoins !

Voici la liste des ingrédients que nous vous recommandons en fonction de votre type de peau. Nous avons parfois sélectionné plusieurs ingrédients dont les propriétés sont efficaces et adaptées à votre besoin.

Vos lèvres sont…	Huile végétale	Huile essentielle
Sèches	**Carthame** Réparatrice et nourrissante **Avocat** Hydratante et régénérante	**Bois de rose** Régénérante et raffermissante **Ylang-ylang** Régulatrice et régénérante
Normales	**Noyaux d'abricots** Adoucissante et assouplissante **Amande douce** Douce et protectrice	**Géranium Bourbon** Tonique et cicatrisante **Petit grain** Régénérante et régulatrice
Gercées, crevassées	**Argan** Assouplissante et protectrice **Onagre** Anti-âge et protectrice	**Lavande vraie** Régénérante et cicatrisante **Carotte** Éclaircissante et régénérante
Sensibles	**Macadamia** Adoucissante et hydratante **Noisette** Hydratante et pénétrante	**Bois de rose** Régénérante et raffermissante **Lavande vraie** Régénérante et cicatrisante

Pour plus d'informations concernant les propriétés des ingrédients que vous choisirez dans votre recette, n'oubliez pas de vous référer à la première partie de ce livre.

PRÉCAUTIONS

Pour encore plus de sécurité, veillez à lire attentivement les précautions générales et les règles d'hygiène, ainsi que les précautions particulières de chaque ingrédient et actif, à la fois dans la première partie de ce livre et en vous conformant aux directives du fabricant. Notez que les femmes enceintes et allaitantes peuvent utiliser toutes les recettes décrites dans cet ouvrage à condition de ne pas inclure les huiles essentielles dans la préparation (nous préconisons le principe de précaution maximal).

POUR ALLER PLUS LOIN, AJOUTEZ…

✓ **De la poudre de pépins de fraises** aux vertus exfoliantes modérées à la place d'une partie du sucre : mélangez 1 g de poudre de pépins de fraises avec 2 g de sucre blanc, réalisez ensuite la préparation comme décrite ci-dessus.

CONSEILS ET ASTUCES

Nous avons déjà évoqué à plusieurs reprises les multiples bienfaits et propriétés du bicarbonate de soude. Ici encore, il peut se révéler très utile pour réaliser un gommage ultra-facile, économique et écologique. Mélangez un peu d'huile végétale de votre choix avec du bicarbonate de soude jusqu'à obtention d'une pâte. Appliquez ensuite sur vos lèvres, frottez-les délicatement à l'aide de votre doigt. Rincez, hydratez et nourrissez-les avec un baume.

Si vous ne disposez pas d'une balance permettant de peser avec une précision de 0,1 g, reportez-vous au chapitre « Poids et mesures » en fin d'ouvrage, nous y avons rédigé un tableau de correspondance avec des cuillères doseuses.

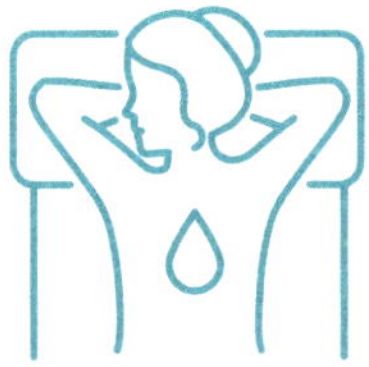

Conservation
3 mois après fabrication.

Durée et difficulté
15 minutes.
Ultra-facile.

HUILE DE MASSAGE ET DE BEAUTÉ

Profitez de cette recette 100 % bien-être et beauté pour vous relaxer et prendre soin de votre peau en même temps !! En fonction des huiles essentielles choisies, elle calmera votre esprit et vous préparera à un sommeil réparateur ou, au contraire, elle stimulera votre corps et vous donnera de l'énergie pour la journée. Les huiles végétales, quant à elles, vont nourrir votre épiderme, laissant votre peau souple, douce et durablement protégée.
Nous vous proposons ici une formule idéale, simple et efficace, particulièrement facile à réaliser, que vous pourrez décliner en fonction de vos besoins.

Notre formulation idéale pour réaliser 100 ml d'huile de massage ou de beauté

Huile végétale n° 1 .... **50 ml**
Huile végétale n° 2 .... **50 ml**
Huile essentielle .... **15 gouttes**
Vitamine E .... **10 gouttes**

PRÉPARATION

Versez dans un flacon de 100 ml les deux huiles végétales correspondant à vos besoins ou votre type de peau.

Ajoutez ensuite la vitamine E puis l'huile essentielle de votre choix (calmante, énergisante, contre les courbatures ou les douleurs musculaires, etc.).

Agitez énergiquement votre flacon afin de bien mélanger les ingrédients. C'est prêt !

UTILISATION

Huile de massage et de beauté pour le corps, à utiliser à la sortie du bain ou de la douche sur peau nettoyée.

Selon vos besoins !

Voici la liste des ingrédients que nous vous recommandons en fonction de votre type de peau. Nous avons parfois sélectionné plusieurs ingrédients dont les propriétés sont efficaces et adaptées à votre besoin.

Votre peau est...	Huile végétale 1	Huile végétale 2
Sèche	**Avocat** Hydratante et régénérante	**Coco** Ultranourrissante et apaisante
Normale	**Noyaux d'abricots** Adoucissante et assouplissante	**Macadamia** Adoucissante et hydratante
Mixte à grasse	**Jojoba** Régulatrice et pénétrante	**Noisette** Hydratante et pénétrante
Sensible	**Avocat** Hydratante et régénérante	**Amande douce** Douce et protectrice
Mature	**Argan** Anti-âge et protectrice	**Onagre** Anti-âge et protectrice

Pour un effet...	Huile essentielle
Tonifiant	**Citron** (HE photosensibilisante), **pamplemousse*** (HE photosensibilisante) **ou ravintsara***
Relaxant	**Lavande vraie, petit grain ou litsée citronnée***
Sensuel	**Ylang-ylang ou encens***
Anticellulite	**Cyprès toujours vert* ou citron** (HE photosensibilisante)
Minceur	**Pamplemousse*** (HE photosensibilisante) **ou citron** (HE photosensibilisante)
Musculaire	**Gaulthérie couchée* ou eucalyptus citronné***
Respiratoire	**Ravintsara*, eucalyptus radié* ou pin sylvestre***
Circulatoire	**Cyprès toujours vert* ou hélichryse italienne***

Pour plus d'informations concernant les propriétés des ingrédients que vous choisirez dans votre recette, n'oubliez pas de vous référer à la première partie de ce livre.

* Ces huiles essentielles sont proposées ici pour leur parfum et leurs propriétés « bien-être » (elles ne sont pas détaillées dans la première partie de ce livre). Pour les huiles essentielles, vous pouvez en associer deux afin d'obtenir un parfum délicieux (15 gouttes au total).

PRÉCAUTIONS

Pour encore plus de sécurité, veillez à lire attentivement les précautions générales et les règles d'hygiène, ainsi que les précautions particulières de chaque ingrédient et actif, à la fois dans la première partie de ce livre et en vous conformant aux directives du fabricant. Notez que les femmes enceintes et allaitantes peuvent utiliser toutes les recettes décrites dans cet ouvrage à condition de ne pas inclure les huiles essentielles dans la préparation (nous préconisons le principe de précaution maximal).
Si vous utilisez des huiles essentielles photosensibilisantes, ne pas vous exposer au soleil durant les 6 heures qui suivent l'utilisation de votre préparation.

CONSEILS ET ASTUCES

Il existe différents accessoires pour masser votre corps selon l'objectif désiré. Pour lutter contre la peau d'orange, vous pouvez utiliser une brosse de massage anticellulite. Elle vous permettra de raffermir la peau, de réduire la formation de capitons et d'éliminer les toxines grâce à la stimulation créée par ses nodules ou picots en bois. Le palper-rouler et les ventouses sont aussi d'excellentes alternatives pour venir à bout de la cellulite incrustée sur les fesses, les cuisses et le ventre.

SI VOUS N'AVEZ PAS DE BALANCE ASSEZ PRÉCISE

Le tableau ci-dessous vous indique comment mesurer vos ingrédients cosmétiques à l'aide des cuillères doseuses de la marque MyCosmetik.

Petite cuillère doseuse = la plus petite des 2 cuillères doseuses de la marque MyCosmetik (il ne s'agit pas d'une petite cuillère à café !). Vous pouvez également utiliser une cuillère doseuse de 0.5 ml.
Grande cuillère doseuse = la plus grande des 2 cuillères doseuses de la marque MyCosmetik. Vous pouvez également utiliser une cuillère doseuse de 1.3 ml.

IMPORTANT
Toutes nos mesures sont faites avec des cuillères arasées (par exemple, avec le dos d'un couteau). Attention, il faut légèrement araser sans « creuser » la cuillère.

Ingrédients	Correspondances
Cutina	**1 gramme =** 1 grande cuillère + 1 petite cuillère (bien arasées) **2 grammes =** 2 grandes cuillères + 2 petites cuillères (bien arasées) etc...
Bicarbonate de soude	**1 gramme =** 2 petites cuillères arasées **2 grammes =** 4 petites cuillères arasées etc... 0.15 g de bicarbonate de soude = 1 petite cuillère doseuse (la plus PETITE des 2 cuillères doseuses, voir la section matériel recommandé) arasée avec un couteau (sans être creusée et à peine bombée), que vous divisez encore en 4 (en la versant sur un papier aluminium puis en coupant le tas en 4 avec la pointe d'un couteau
Acide hyaluronique	**0,1 gramme =** 1 petite cuillère arasée **0,2 gramme =** 2 petites cuillères arasées etc...

Poudre de coques de noix, poudre de noyaux d'olive	**1 gramme =** 1 grande cuillère arasée **2 grammes =** 2 grandes cuillères arasées etc...
Gomme xanthane	**0.3 gramme =** 1 petite cuillère arasée
Argiles, rhassoul	**1 gramme =** 1 grande cuillère arasée **2 grammes =** 2 grandes cuillères arasées etc...
BTMS	**1 gramme de BTMS =** 1 grande cuillère doseuse arasée (la plus GRANDE des 2 cuillères doseuses). C'est assez peu précis car les grains de BTMS sont gros. Pour vous aider à calibrer la quantité, 1 gramme de BTMS = exactement 21 grains de BTMS (attention, parfois il peut y en avoir 2 collés ensemble).
Urée	**1 gramme =** 2 petites cuillères arasées **2 grammes =** 4 petites cuillères arasées etc...
Cristaux de menthol	**1 gramme =** 1 grande cuillère + 1 petite cuillère (bien arasées) **2 grammes =** 2 grandes cuillères + 2 petites cuillères (bien arasées) etc... Attention : afin d'être précis, il est nécessaire de bien écraser les cristaux de menthol avec un pilon pour les réduire en poudre.

AUTRES CONVERSIONS ET INFORMATIONS UTILES

30 gouttes d'huile essentielle = environ 1 ml
(en fonction du compte-gouttes de vos flacons).

1 ml d'eau = 1 gramme.

1 ml d'huile végétale = généralement 0,9 gramme
(attention, cela peut parfois varier en fonction des huiles végétales).

1 cuillère à café = 5 ml.

1 cuillère à soupe = 15 ml.

- **www.mycosmetik.fr** (recettes élaborées par un pharmacien).

- Baudoux D., Blanchard J.-M. et Malotaux A.-F., *Les Cahiers pratiques d'aromathérapie selon l'école française*, vol. 1, Pédiatrie, vol. 2, Dermatologie, vol. 5, Grossesse, Éditions Amyris, coll. « L'aromathérapie professionnellement », 1998, 2003 et 2006.

- Baudoux D. et Breda M. L., *Huiles essentielles chémotypées*, Éditions J.O.M., coll. « Aromathérapie scientifique », 2016.

- Baudoux D., *Guide pratique d'aromathérapie : la diffusion. Mes 32 huiles essentielles préférées dans 62 formules à diffuser et à respirer*, Éditions J.O.M., 2013.

- Baudoux D., *Guide pratique d'aromathérapie familiale et scientifique. Mes 12 huiles essentielles préférées dans 100 formules très efficaces pour 300 maladies*, Éditions Amyris, 2014.

- Festy D., *Mon abécédaire illustré des huiles essentielles*, Leduc. S éditions, 2015.

- Zahalka J.-P., *Dictionnaire complet d'aromathérapie*, Éditions du Dauphin, 2017.

- Faucon M. *Traité d'aromathérapie scientifique et médicale : les huiles essentielles. Fondements et aide à la prescription*, Éditions Sang de la terre, 2017.

- Baudoux D., *Pour une cosmétique intelligente. Huiles essentielles et végétales*, Éditions Amyris, 2010.

- Baudoux D., *Les Bobos des bambins de Baudoux. Les huiles essentielles, les enfants et le quotidien*, Éditions Amyris, 2013.

- Festy D., *Ma bible des huiles essentielles. Édition spéciale 10 ans*, Leduc. S éditions, 2018.

- Baudoux D., *Aromathérapie. Biochimie des molécules, propriétés pharmacologiques, indications thérapeutiques*, Dunod, 2017.

- Lefief A., *Le Guide complet des huiles essentielles*, Éditions ESI, 2017.

- Sade D., *Mon atelier beauté aux huiles essentielles. 100 recettes sur mesure*, Éditions La plage, 2018.